湛庐 CHEERS

与最聪明的人共同进化

HERE COMES EVERYBODY

"醉醺醺"的脑科学

DAVID
J. LINDEN

THINK
TANK

世界顶级科学家最想
让你知道的大脑功能

[美] 大卫·林登
编著

沈颖 韩俊海 等 译

四川科学技术出版社

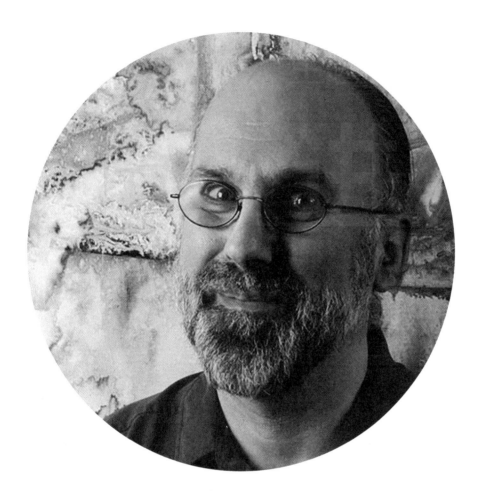

大卫·林登——David J. Linden

- 大脑记忆存储秘密的发现者
- 突触可塑性研究领域的专家
- 脑科学普及大师

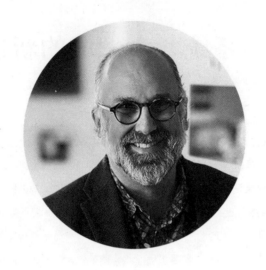

从海洋生物学中走出的神经科学家

你可以把海洋生物学作为终生职业，但你永远不知道你的观点是否正确。

林登生于1961年，是那种从小就立志要成为科学家的孩子。爸爸是当地有名的心理医生，妈妈是出版社的编辑，这使林登得以在科学精神与人文精神交互的家庭中汲取养分。在加州大学伯克利分校读大一时，林登在电视上看到了海洋探险家雅克·库斯托的节目，于是他便决定要成为一名海洋生物学家，不过他觉得研究大脑也非常酷。大二时，由于必须要在神经科学和海洋生物学之间做出选择，而林登对此又不置可否，于是他便辍学了。

一方面，林登想搞清楚自己是不是真的喜欢海洋生物学；另一方面，他也想赚很多钱，和女朋友开车游遍北美洲。于是，林登决定靠做职业潜水员赚钱，并同时收集海洋生物样本，调查海洋环境。这在当时可是一个19岁的孩子所能做的最赚钱的合法工作了。

几年后，林登意识到，海洋生物学虽然充满乐趣，但神经科学却可以让他不停地寻找、验证一个个问题的答案，于是他决定重返大学。林登先后就读于加州大学伯克利分校和西北大学的脑化学与神经科学专业，并最终成了一名神经科学家，就职于约翰斯·霍普金斯大学。由于很多有关记忆存储的重要问题都还没有得到解答，因此，林登选择将大脑的记忆存储机制作为自己的研究方向。

聚焦神经系统科学领域的新进展

我是一个控制狂，我应该属于实验室。

林登在约翰斯·霍普金斯大学医学院的实验室一干就是30年，这样的教授很少见。林登对记录活细胞实时发出的信息十分上瘾，虽然有些实验需要5年的时间才能完成，但正如他自己所说："一些最激动人心的结果往往来自看似没有成功希望的实验。"

突触可塑性是构成记忆和学习的重要神经化学基础，林登在此领域取得了丰硕的成果。他发现了大脑储存记忆的新机制，这在很大程度上改变了人们对脑神经细胞的固有认识。人们通常认为，年轻的大脑回路具有很大的弹性，并最终会在成年期固定。林登和他的团队利用新技术观察了完整大脑中活神经元的工作过程，发现成年神经元并不会牢牢固定在某个地方。

过去认为，神经元之间连接强度上的长期改变只包含一种快速的、只持续百分之一秒的大脑电信号形式。但林登和他的同事却发现了另一种慢得多的电信号形式，这种电信号持续时间大约为一秒，它也能长期改变，而这一机制也可能和上瘾行为有关。该发现对治疗成瘾、癫痫和其他与记忆相关的疾病有着重要的意义。基于这一研究，林登撰写了《寻找爽点》一书，试图解答大脑是如何启动我们的"快乐按钮"的。

在林登看来，大脑是一个"古怪、低效且奇特的混乱拼图"，是一个在进化中累积了数百万年的无数临时解决方案的集合。虽说研究大脑的原始基础并不能完全解答人类到底是超自然的产物还是生物进化的结果，但能让我们用神经生物学来解开生活中的疑团。例如，为什么我们在睡梦中会经常产生幻觉，为什么我们对源自外部世界的触觉信号会更敏感。

在《触感引擎》中，林登基于现有的对触感所涉及的基因、细胞和神经回路的研究，着重强调了触摸对大脑发育、社会认知和人际交往的重要性，并进一步从脑科学的角度，解释了我们身体中从皮肤到神经，再到大脑的触摸回路的具体组织形式。林登在书中指出，我们的皮肤拥有多种类型的触觉感受器，它们专门用来获取触感世界不同方面的信息，这些由感受器提供的信息流最终会在我们的大脑内被混合处理；而这一点正说明，并不存在纯粹的触摸感觉。

所有这些关于触摸的发现都有着深刻的意义，它们有助于我们理解人类体验的许多关键方面。不过，对触摸的研究，至今仍在路上。

用讲故事的方式普及脑科学

我的目标是：让从来没碰过科学类书籍的人对我的书感兴趣。

林登博士并不是关在实验室不谙世事的书呆子，他热爱音乐，亦热爱写作。在霍普金斯大学的科学家中，他是一个"稀有品种"，因为学校里的许多人都撰写过学术著作，但很少有人像他一样撰写科普文学。当被问到坚持这样做的原因时，林登回答道："我坚信，每个人都应该接触科学的美丽。这并不意味着每个人都应该成为科学家，而是说，每个人都应该有机会体验科学发现所带来的兴奋感。"带着这份热情，他完成了一部又一部备受读者喜爱的脑科学科普读物。

林登博士私下里也具有极强的号召力和人脉集结力。就在不久前，他找到许多出色的脑科学研究人员，邀请他们每人讲述一个最想向世人揭示的大脑奥秘，并把他们的答案集结成书，《"醉醺醺"的脑科学》由此诞生。这些研究人员的研究领域覆盖了分子遗传学、比较解剖学、空间认知、感知觉、康复学、学习、爱情等，为我们理解人类认知全景打开了一扇窗。

时至今日，林登博士已在国际知名科学刊物，如《科学》《自然》《细胞》《神经元》上发表过近百篇学术论文，他还担任《神经生理学杂志》的总编，并将在今后持续更新自己关于脑科学的研究成果。

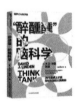

"醉醺醺"的脑科学
35 个酒桌上才能
轻松吐露的大脑奥秘

触感引擎
手如何连接我们的心和脑

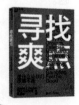

寻找爽点
是什么让我们欲罢不能

神经科学家的微醺时刻

通常，受过职业训练的科学家在谈及自己的工作时，总会表现得小心谨慎，所以，每当我有求于从事神经科学研究的同事时，我会先请他们喝酒，喝到微醺。多年来，每次请他们喝酒之后，我都会问他们同一个简单的问题："关于大脑功能，你最想让人们知道的是什么？"他们的回答很合我意，他们不会直谈最近所做实验的细枝末节，也不会满口专业术语。他们会坐得更直一些，睁大双眼，然后给出清晰而富有见地的答案：往往不可预测或违背直觉。

本书即是这些对话的成果。我邀请了 30 多位杰出的神经科学家以短文的形式解释关于大脑功能的关键问题。他们是一群思维异常活跃、博学且思路清晰的专业研究人员，组成了我的梦之队。尽管我邀请了具有不同专长的科学家，但我并不想将本书打造成一本微型的神经科学综合教科书。我只是请不同的科学家自选话题，讲述他们迫切想要分享的科学故事。

事实上，当下许多关于大脑的书籍并不是由脑科学研究者所写，绝大多数这类书籍写得并不好。许多书籍很枯燥，而那些能让人读得下去的书籍的信息量往往又不够，甚至传播错误信息。当下虽是一个脑科学时代，但乐于深思的读者依然会对脑科学产生怀疑，这很容易理解，因为他们已经被大量与神经科学相关的谬论淹没了，如"多看蓝色会让人更有创造力""文科生和理科生的大脑结构不同"等。我相信读者渴求的是可靠且引人入胜的、关于人类活动的基础生物学知识，比如在神经功能方面，什么是已知的，什么是值得怀疑但还未得到证实的，以及什么是完全未知的。读者渴望相信自己读到的东西。

本书并非想通过发表长篇大论来驳斥有关神经科学的谬论，而是坦诚且正面地讲述日常活动背后已知的生物学知识，让读者在了解神经系统、治疗神经系统疾病以及神经系统与电子设备接合等知识的同时，展望未来。本书将探索人格形成的遗传学基础、审美过程的大脑基础及爱、性行为、食物和精神药物的潜意识驱动源头。此外，本书还将探讨人类个性、共情和记忆的本源。简而言之，本书将尽力解释人类心理和社会生活的生物学基础，以及它与个人经验、文化和长期进化的相互作用和重塑方式。本书对已知和未知将诚实以待。

在我们一起进入"醉醺醺"的脑科学世界之前，先来上一堂大脑预习课。

接下来，我会将细胞神经科学浓缩成一小杯"美味的汤"。如果你已经学过神经科学，或者喜欢阅读关于大脑功能的书籍，那么应该已经知道了很多这方面的知识，你可以跳过这一部分；但如果你对此还不甚了解，或正在寻求进一步的知识，那么此序将会帮助你快速了解，以便为理解接下来的章节做好准备。

大约 5.5 亿年前，做动物是很简单的事。不妨来看看附着在海底岩石上的一条海绵：摇动着身上的鞭毛，让海水通过身体，从中获取氧气，并过滤得到细菌和其他微小的食物颗粒。它有专门的细胞，让身体的一部分能够慢慢收缩以调节水流量，但它无法在海底自由移动。再比如另一种奇怪而简单的动物：丝盘虫。这种动物就像是一块世界上最小的绉布，类似于一个直径仅 2 毫米的扁平圆盘，纤毛从下腹部长出，就像一张倒挂的蓬乱的地毯。它们依靠纤毛的推动慢慢地通过海床，找到生长在海底的食物。当发现特别美味的食物时，它们会折叠身体将其围住，看起来就像一个袋子，然后将消化液分泌到这个临时的"袋子"中，从而快速地吸收营养。消化完成后，它们会展开身体，再通过纤毛缓慢爬行。由此看来，无论是海绵还是丝盘虫，都可以完成各种重要的任务——感知及响应周围环境、寻找食物、缓慢移动及自我繁殖，它们不需要大脑，甚至都不需要组成大脑和神经的主要构件，即一种特殊的细胞——神经元。

神经元很奇妙，性质独特，能够迅速接收和处理电信号，然后发送给其他神经元、肌肉或腺体。根据精确的推测，神经元最早出现于约 5.4 亿年前的动物体内，这些动物与今天的水母相似。我们虽然不知道神经元为什么会出现，但已经知道它们大致出现在动物开始相互捕食之时，在这种情况下，动物需要追逐或逃跑。因此，我们可以得出以下合理的假设：神经元的出现使得动物能够更快速地感知和运动，这些行为有助于它们向捕食动物转变。

神经元虽然大小和形状各异，但它们有许多共同的结构。就像所有的动物细胞一样，神经元由一层薄薄的外膜包裹。每个神经元都有一个胞体，内含细胞核，它是 DNA 编码的遗传指令仓库。胞体呈星形、圆形或卵圆形，直径 4~30 微米。可以用一种更直观的方式来了解神经元胞体的大小：三个普通神经元胞体并排的长度刚好等于一根头发的直径。从胞体伸出的逐渐变细的长分支，即为树突，它能接收其他神经元传递来的大部分化学信号。树突长短不一，有的很纤细，有的有很多分支，甚至在某些情况下它们会完全缺失。有的树突很光滑，而有的则被树突棘覆盖。大多数神经元至少有几个带分支的树突，同时还有一根从胞体伸出的细长突起，被称为轴突，用来传递信息。轴突末端通常都会有分支，这些分支可以到达不同部位。其中，有些轴突很长，它们从脚趾延伸到脊柱上端。

信息是从一个神经元的轴突发送到下一个神经元的树突的，两者相连的特殊结构被称为突触。一个神经元的轴突终末与下一个神经元虽然非常接近，但并未触及（见图1）。轴突终末有许多膜包小球，被称为突触囊泡，它们"装载"有上千个特殊化学分子——神经递质。在一个神经元的轴突终末与下一个神经元的树突之间，有一个非常狭窄且充满组织液的间隙，被称为突触间隙。

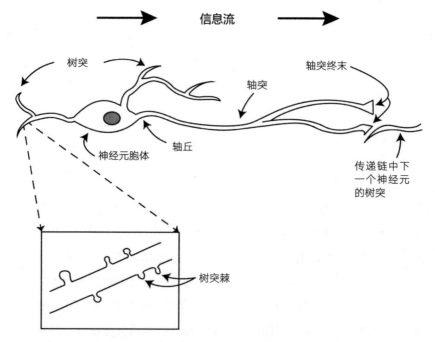

图1 神经元的主要结构以及从一个神经元传向另一个神经元的信息流

每个神经元平均约有 5 000 个突触，大部分分布于树突上，小部分分布于胞体上，少量分布于轴突上。我们用每个神经元上的突触数（5 000）乘每个人大脑的神经元数（1 000 亿），会得出一个巨大的数字，这个数字即是大脑中的突触数量：500 万亿。形象地说，如果你想将自己的突触赠送给他人，那么地球上的每个人都可以得到超过 6 万个。

神经突触是两种快速信号的转换点，在此发生神经递质的释放及一些后续反应。大脑中电信号的基本单位是一种快波，被称为一次放电，放电通常很强烈，但持续时间短暂，为 1~2 毫秒。它们起源于胞体和轴突连接处的轴丘。大脑被浸泡在脑脊液中，脑脊液的钠含量较高，而钾含量很低。钠和钾分别以钠离子和钾离子的形式存在，各自均带有一个单位的正电荷，即 Na^+ 和 K^+。神经元细胞膜内外存在钠离子浓度梯度：神经元外部的钠离子浓度比内部高 15 倍。钾离子浓度梯度则与之相反：神经元内部的钾离子浓度比外部高 50 倍。这对大脑的"电功能"至关重要。它会产生势能，其中的能量会在合适的情况下被释放出来，随即在神经元中产生电信号。神经元细胞膜内外存在电位差：膜内的负电荷比膜外多。当一次放电被触发时，嵌在细胞膜上的、先前处于关闭状态的甜甜圈状蛋白质，即钠离子通道会打开，让钠离子流入。约 1 毫秒后，细胞膜上的钾离子通道随即打开，使钾离子迅速流出，快速终止放电。

电脉冲沿着轴突到达轴突终末后，随即会引发一系列化学反应，从而导致突触囊泡与轴突终末的细胞膜融合，然后将其内容物释放到突触间隙，其中就包括神经递质。随后，神经递质通过狭窄的突触间隙与信号传递链中的下一个神经元细胞膜上的受体结合。其中的一种神经递质受体被称为离子通道型受体，它们像闭合的甜甜圈一样，只有在与神经递质结合后才会打开通道。如果这种受体上的离子通道允许阳离子流入，那么就可以使接收信号的神经元兴奋；相反，如果神经递质打开的离子通道允许阳离子从神经元流出（或允许氯离子等阴离子流入），那么就可以抑制接收信号的神经元放电。

树突和胞体突触部位的受体因激活而产生的电信号会流向轴丘，如果从突触传递过来的兴奋性电信号足够多且同时到达，而又未受到抑制性电信号的阻断，那么新的放电就会被触发，信号会传递到神经元的轴突部位。大多数精神药物，均作用于突触。例如，镇静剂阿普唑仑及相关药物，通过强化抑制性突触，能降低大脑某些区域的总放电率。

虽然大脑中电信号的传递速度很快，但这种信号传递的速度只是笔记本电脑或智能手机传递电信号速度的百万分之一。另外，并不是所有的突触信号都传递得很快。除了离子通道型受体外，还有一种反应慢得多的受体——代谢型受体。这类受体的结构中并没有离子通道，它们通过触发或阻断接收信号的神经元的化学反应，在数秒到数分钟内起作用。反应快速的离子通道型受体对快速信号很有用，如将视觉信息从视网膜传递到大脑，或将指令从大脑传递到肌肉从而引发自主运动。相比之下，反应很慢的代谢型受体则主要对血清素和多巴胺等神经递质起作用，它们更多决定的是整体的头脑状态，如警觉度、情绪或性兴奋度。

单个神经元几乎毫无用处，而一组相互连接的神经元可以执行重要任务。例如，水母有一个结构简单但相互连接的神经元网络，它们借此可以调整自身的游动，并能对身体倾斜、食物气味、触觉及其他感觉做出反应。蠕虫和蜗牛的神经元胞体则聚集成神经节，由众多轴突组合在一起的神经连接起来。龙虾、昆虫和章鱼头部的神经节则连接在一起形成简单的脑，其中章鱼的脑中有5亿多个神经元，听起来好像章鱼的脑很大，但事实上其体积只有人类大脑的1/200左右。尽管如此，章鱼依然能做出一些令人印象深刻的认知行为。例如，当一只章鱼看到其他章鱼慢慢地打开一个盒子并将食物藏在里面后，这只章鱼在第一次接触这个盒子时就能够立即将它打开。随着脊椎动物的进化，从青蛙到小鼠、猴子和人类，大脑大多都变大了（相对于自身而言），其中最明显的增大发生在大脑最外部的新皮层，而大脑内部的神经元之间的相互联系也变得更加密切。

其实，大脑或其他生物结构的进化是一个笨拙的修补过程，断断续续，经历了许多死胡同，也出现了许多错误。而且，我们永远没有机会将它们全部抹除，重新设计。人类大脑并不是一位天才发明家灵机一动在一张白纸上一下子设计出来的。实际上更确切地说，大脑更像一件拼凑品，它是第一批神经元出现后经累积和变通而发展出的临时解决方案包。尽管是一个拼凑的混乱产物，但大脑仍能施展一些令人印象深刻的绝技。

认识到人类大脑的设计并不完美非常重要，因为未达到最佳标准的大脑设计深深地影响着人类最基本的体验。神经元的整体设计自出现以来并没有发生太大的变化，不过它存在一些严重的局限性：反应迟缓、不可靠且存在漏洞。因此，要利用如此简陋的零部件来构建聪明的人类，就需要一个拥有 500 万亿相互连接的突触的"巨型"大脑，同时需要充足的空间——约 1 200 立方厘米。由于这样的大脑太大了，无法通过产道，而骨盆的改变可能会影响人的直立行走，所以，人类只好采用一种折中的解决办法，即婴儿出生时的大脑只有约 400 立方厘米（相当于成年黑猩猩的大脑大小），出生后大脑再继续变大。不过，即使如此依然存在问题——婴儿的头很难穿过产妇的阴道。事实上，分娩死亡在人类历史上很常见，而在其他哺乳动物中几乎闻所未闻。出生后，人类会经历一个很长的童年期，好让大脑生长和成熟，这一过程直到 20 岁左右才会结束。一个 8 岁的孩子离开父母后很难独自生活，这在其他动物中根本不会出现。超长的童年期驱动着人类社会生活的诸多方面，包括占主导性的长期配偶婚配制度，这在哺乳动物世界非常罕见。换句话说，如果在进化的某个阶段对人类神经元重新进行优化设计，婚姻可能不会成为主导性的跨文化习俗。

不同的脑区功能各不相同，有些区域与视觉、味觉或触觉等多种感觉有关。当感觉信息传递到大脑时，常被描绘成一张示意图，其中大脑的视觉区域有对应的视野图谱，负责触觉信号的脑区有对应的体表图谱。还有许多区域则并非专门负责诸如视觉等单一的功能，而是将多种感觉信息整合在一起，继而做出决定，计划行动。从根本上来讲，大脑的存在是为了采取行动，通过发送信号来舒缩肌肉，或者刺激腺体分泌激素。很重要的一点是，大脑的大部分工作是自主进行的，例如，当你从椅子上站起来时血压会上升，这样你就不会昏倒；再比如，当你睡觉时，核心体温会降低。这种下意识的调节活动主要由位于大脑深处的经过长期进化发展而来的结构来完成。

大脑神经元相互之间密切联系，它们会从眼睛、耳朵、皮肤、鼻子和舌头以及其他部位的感受器接收信息。感觉信息不仅来自外部世界的探测器，也来自内部的功能监测器，如监测头部倾斜的，监测血压或胃胀程度的。有一点至关重要，即所有由不同部位的轴突组成的连接必须是特定的：来自视网膜的信号需要进入大脑的视觉处理区域，而大脑中运动产生区域的指令最终必须到达肌肉。一旦出错，即使是很小的错误，大脑也会"接错"，继而导致各种神经问题和精神问题。

那么，这一特定的连接模式是如何建立起来的呢？事实上，它是由遗传和环境因素共同决定的。在很大程度上，一些遗传指令"规定"了神经系统的整体结构和连接模式，而大多数区域精细的神经连接必须通过局部的相互作用和经历来完善。例如，婴儿出生后，如果他在幼年时一直闭着眼睛，那么他大脑中的视觉区域就不能正常发育，这样一来，即使成年后睁开眼睛，他也无法看见东西。大脑发育期间，胚胎期和儿童早期产生的神经元的数量是最终有用的两倍，许多突触形成后随即被破坏，而那些"幸存"并被保留下来的突触可以随着活动变得更弱或更强。通过活动来塑造大脑的这一过程被称为神经可塑性，它在人的发育过程中起着重要作用，在人成年后也会以不同的形式被保留下来。在人的一生中，包括社会经验在内的活动可以对神经系统的结构和功能进行微调，从而创造记忆，并帮助我们成为独特的个体。

大卫·林登

美国巴尔的摩

遇见日常生活中的科学

　　向公众解释"信任"（believe in）某个科学概念意味着什么，可以说难上加难。部分原因是"相信"（believe）这个词有不同的含义。通常，我们可能会在如下诸多情况下使用"相信"一词：

- ⊙　我相信天很快就要下雨。
- ⊙　我相信，我的孩子没有做坏事。
- ⊙　我相信被告有罪。
- ⊙　我相信大脑皮层是产生意识的区域。
- ⊙　我相信甲会成为比乙更好的总统。
- ⊙　我相信重力。
- ⊙　我相信上帝。

　　在以上例子中，"我相信"有的意味着"我确信"，而其他的则意味着"我持有某种观点"或"我认为"，如第一个例子中的"我相信"即是在推测下雨的可能性。在所有情况下，"相信者"（believer）基于自己的信念很可能会采取行动，这种行动可能微不足道，如出门前带上伞；也可能意义深远，如将自己的生活建立在宗教教义的基础之上。那么，对科学概念的信任到底意味着什么？这个问题很难回答，因为科学概念的发展经历了不同的阶段，各自的评判标准不同。这些阶段的出现是由于科学使用了"猜想–测试–推论"策略（guess-test-interpret strategy），而这一过程通常会重复多次。事实上，在日常生活中，我们都会表现得像科学家，至少有时如此。

不妨举一个现实生活中的例子：当你坐在自己喜欢的椅子上开始看报纸时，你按下台灯开关，但台灯没亮。你可能会想：也许有人拔掉了插头（猜想1）。于是你转向墙，发现插头仍然插在插座上（测试1），所以并没有人拔掉插头（推论1）。你又想：可能是电源开关断开了（猜想2）。但你发现同一电路上的电视机却能正常运转（测试2），所以并不是电源开关的问题（推论2）。你接着又想：也许是墙上的插座坏了（猜测3）。于是你又将另一盏台灯插入插座，发现台灯亮了（测试3），所以墙上的插座也没问题（推论3）。你又通过不断地猜想（灯泡坏了，电线断了……）和测试，最终得出推论：台灯的开关坏了。这样，你就能想办法将台灯修好，而之前对断路器、插座和电灯及电路的粗略了解，都是你猜想的依据。

从基本逻辑上来讲，除了可能更复杂之外，科学研究与修理台灯并没有太大的不同。有一种研究方法起源于亚里士多德，它是归纳式的：先收集关于某个特定主题的所有事实，接着仔细思考，然后深入总结（归纳），并解释事实的普遍关系[1]。①这种方法很常见，可以用来解释神圣之事，如创世纪的故事，也

---

① 正文中以数字上标提示此处内容有相关参考文献或更多注释说明，考虑到环保的因素，我们为本书制作了电子版的参考文献与注释。请查看全书最后的"本书阅读资料包"页，扫描下方二维码，即可获取。——编者注

可以用来解决平常的小事，如汽车发动不起来的问题。然而在过去的一两个世纪中，随着实验科学的蓬勃发展，这种归纳式方法的重要作用已经从产生最终推论转变成猜想之源。科学家喜欢用"假说"（hypothesis）这一术语，哲学家似乎更喜欢"推测"（conjecture），但事实上这两个术语都是"猜想"的同义词[2]。

那么，猜想对科学研究来说已变得不重要了吗？绝非如此！好的猜想需要丰富的背景知识和巨大的创造力。通常情况下，一个好的猜想至少应令人感到些许惊讶，如没人想到过或他人曾对此不屑一顾，同时也应该充满趣味，并可测试，还要在许多测试中都可以得到验证。有时，"可以被检验"（falsifiable）一词被用来代替"可测试"（testable），也就是说，猜想要想成为科学，它必须易于被客观且可重复的测试证伪[3]。评估假说（如接受或拒绝猜想）的实验通常都很严格。接受某个假说意味着它还未被拒绝。科学试图从最简单的层次寻找因果关系，所以一个科学猜想通常遵循"A 导致 B"的模式。

以实验室关于医用水蛭的研究为例。我们猜想：水蛭的神经系统中的某些神经元激发了其游动行为。研究生贾尼斯·威克斯（Janis Weeks）根据她的初始实验，发现了似乎适合扮演这一角色的一类神经元，她将其命名为"204型细胞"[4]。我们该如何测试威克斯有关 204 型细胞引起水蛭游动的猜想呢？一般而言，有 3 种常用的因果测试方法：相关性测试、充分性测试和必要性测试。威克斯对 204 型细胞的实验采用了这 3 种方法。

相关性测试：电生理记录显示，在水蛭游动之前和整个游动过程中，204 型细胞一直处于激活状态。也就是说，这些细胞的活性与水蛭游动有关。需要注意的是，如果 204 型细胞在水蛭游动时并未被激活，那么即使是这个最弱的因果关系测试也能够否定我们的猜想。换句话说，相关性测试可以否定一个猜想，但却不能为之证明。

充分性测试：刺激单个 204 型细胞导致水蛭游动。我们可以得出结
论：激活单个 204 型细胞就足以导致水蛭游动。但这
种测试并不能证明激活 204 型细胞是引起水蛭游动的
唯一途径，威克斯需要进一步进行实验。

必要性测试：抑制单个 204 型细胞（注入抑制性电流）降低了由刺激
神经而导致水蛭游动的可能性，这表明 204 型细胞的活
性至少在一定程度上是水蛭游动所必需的。此外，水蛭
的神经系统中有 12 个 204 型细胞，而一次只能同时控制
两个细胞，这种情况下水蛭游动只是减少而非完全阻断。

基于以上结果及对其他动物的神经系统的类似实验结果，科学家将 204
型细胞这样的神经元称为"指令神经元"，因为它们的活动引发（指挥）了一
种特定的行为。指令神经元将感觉输入与大脑运动区域连接起来：它们从感觉
神经元获得输入，如果能被激活，它们就会引发一个特定的运动行为。这种神
经元也被称为"决策者"，由此可以猜想，它们的真正功能是在一种行为（如
游动）与另一种行为（如爬行）之间做出选择。

204 型细胞实验大约是在 40 年前进行的，我们不禁要问：我们仍然相信最初
的"猜想－测试－推论"故事吗[5]？答案既肯定又否定：基本数据经受住了时间
的考验（多次重复），但进一步的实验发现了其他神经元，它们产生的结果与 204
型细胞相似，所以"204 型细胞是唯一负责游动的细胞"的结论过于简单。进一
步的实验利用发光染料来报告电活动，这样能够同时监测许多神经元的活动，结
果显示，许多其他一起活动的神经元之间精细的相互作用决定了水蛭是游动或是
爬行。204 型细胞与其他的"指令神经元"一起，控制水蛭的运动行为，直至
这些精细的互动结束。所以，204 型细胞并不像"总司令"，而更像是执行"联
合首席"命令并付诸行动的"副官"，而"联合首席"才是真正的决策者[6]。

　　记住 204 型细胞实验，我们再回到科学的"信仰"概念上来，这个问题至少需要从以下 3 个不同的层面来回答：

1. 猜想能被检验吗？如果无法通过客观和真实的测试来检验，即使猜想再有趣，它也不属于科学领域。

2. 我们是否相信数据的正确性？为了回答这个问题，我们必须思考所使用的技术是否合理，所做的实验是否可靠，以及结果是否令人信服。例如，在一个旨在阐明大脑某一区域功能的经典实验中，该区域的功能描述将通过实验进行调整，实验者将探索行为和 / 或大脑活动的变化。在探索变化的过程中，实验者会施加刺激并对反应进行评分。数据通常很散乱：当重复相同的刺激时，也许会引起不同的反应，而两个不同的刺激也可能会引起相同的反应。许多情况都可能导致这样的结果，一些明确的途径可以用来鉴定和解决这些问题。例如，避免评估结果的人了解处理细节（"致盲"实验者），或者在设备、人员和文化都不同的实验室中重复实验。

3. 我们相信这些推论吗？一般而言，推论是所有科学研究中最有趣的部分，最有可能被大众媒体报道，但它也是最容易发生变化的部分。从水蛭的神经系统中 204 型细胞的发现可以看出，新数据可以改变推论，而且这一过程是持续的。卡尔·波普尔（Karl Popper）是 20 世纪一位颇有影响力的科学哲学家，他认为科学永远不可能发现最终的真理[7]。对事实的当前看法可以解释所有或至少大部分目前观察到的现象，但其他观察到的现象最终会质疑每一个解释，取而代之的是更全面的解释。波普尔认为，这一过程并没有否定原来的解释，而是通过新数据提供了更接近最终真理的解释。事实上，对一组数据的解释引发了对下一组实验的猜想，就像前文提到的修理故障台灯时所发现的那样。

　　那么，"科学信仰"与其他信仰有何不同呢？一个主要的区别在于，科学只局限于那些能被客观地、重复地且明确地检验的猜想，至少在实验科学领域如此，如果他人做完全相同的实验，也将得到同样的结果。这一条件排除了科学研究中大量非常有趣的问题，如"我为什么在这里？""上帝存在吗？"等，甚至排除了占星术等类似科学的学科，这些学科虽然收集了大量的数据，但其推论不能被客观地检验[8]。科学论文通常将"结果"与"讨论"分开。能否相信结果需要进行判断，包括实验做得是否正确，以及其他科学家能否重现结果等，这样的判断相对来说都很客观。讨论部分的内容则相对比较微妙：数据能否支持推论？根据该论文及之前发表的论文的结果能否得出合理的结论？推论能否引出进一步可测试的猜想？虽然讨论通常是所有科学论文中最有趣的部分，但也是最经不起时间考验的部分。对于非研究领域的人来说，这种解释的变化可能令人困惑和沮丧，但我们在这个过程中能逐渐接近最终的真理。推论是诗意之所在，而在科学中则是创造力最显著之处。然而，推论会发生变化，这意味着所有信仰都自带提醒：某位科学家今天所相信的东西会随其所做的下一组实验而发生巨大变化，更令人沮丧的是，它还会随其他科学家的实验结果产生变化。因此，科学家必须能够放弃自身最热衷的信仰，并在新数据的基础上采纳新观点，而一般大众则需要理解这些信仰的动态本质。

小威廉·克里斯坦（William B. Kristan, Jr.）
加州大学圣迭戈分校神经生物学家

凯斯琳·弗伦奇（Kathleen A. French）
加州大学圣迭戈分校
计算生物学与生物信息学中心主任

本书由近 40 位杰出的神经科学家的文章集结而成，而本书的翻译工作同样由一群出色的科研人员完成，他们是（按姓氏拼音首字母排序）：

鲍 岚　中国科学院分子细胞科学
　　　卓越创新中心
陈家东　浙江大学
韩俊海　东南大学
金 熙　东南大学
刘佳钰　浙江大学
任海刚　苏州大学
苏 峰　北京大学
王光辉　苏州大学
王 桃　中国科学院遗传与发育
　　　生物学研究所
王新泰　浙江大学
许方潇　浙江大学
许执恒　中国科学院遗传与发育
　　　生物学研究所
禹永春　复旦大学
张 晨　首都医科大学
赵 悦　浙江大学

诸子奕　首都医科大学
曹进国　东南大学
董 伟　西南医科大学
姬生健　南方科技大学
李 毅　东南大学
潘玉峰　东南大学
沈 颖　浙江大学
田永路　北京大学
王 锐　苏州大学
王 晓　东南大学
王仰真　清华大学
许星云　苏州大学
杨超娟　北京大学
袁玉婷　中国科学院遗传与发育
　　　生物学研究所
张 勇　美国内达华大学
郑 昱　中国科学院遗传与发育
　　　生物学研究所

测一测　　你对大脑有多了解？

1. 关于人脑与计算机的差别，下列表述错误的是：

A. 计算机的基本运算速率是人脑的 1 000 万倍

B. 人脑的能耗是计算机的 10 倍

C. 计算机的信息处理多为串行，人脑则兼具串行和并行

D. 人脑的运算精确度是计算机的几百万分之一

2. 神经科学家发现，主导爱情的神经回路与脑干和奖赏系统有关，这不能说明：

A. 爱情是一种单一的情绪体验

B. 爱情与人的本能有关

C. 爱情源于一种想要与对方在一起的动力

D. 爱情是一种积极的成瘾行为

3. 下列选项中，大脑认为最重要的是：

A. 金钱

B. 关系

C. 地位

D. 食物

4. 关于儿童的大脑，以下说法错误的是：

A. 神经元连接数量在婴儿期呈爆发式增长，每秒钟有上百个新突触形成

B. 2 岁孩子大脑中的神经元连接数量是成年人的一半

C. 接近青春期时，大脑神经元每周将新生和丢失 25% 或更多的连接

D. 进入成年早期时，大脑神经连接的变更率将降至 10% 或以下

扫码下载"湛庐阅读"App，
获取问题答案及解析。

主题 1

进化

超乎想象的
大脑可塑性

DEVELOPING,
CHANGING

许多人认为，大脑就像一台计算机，从一开始就已经"组装"完善，此后只是程序化地处理输入的信息并做出合适的反应。

事实却是：大脑不是在人一出生时就建立完善的，它的"建成"，大部分是在人出生后完成的。

01
是什么决定了我们的性格

● **杰里米·内森斯**（Jeremy Nathans）

约翰斯·霍普金斯大学医学院分子生物学和遗传学教授、美国国家科学院成员

众所周知，人在很小的时候就显示出极其明显的个人人格特征。有些孩子外向，有些孩子内向；有些孩子做事很专注，有些孩子则比较容易分心；有些孩子意志坚定，有些孩子则不尽如人意。在很大程度上，人格特征决定了一个人将来会如何——消极或积极，善于社交或独来独往，独裁主义或自由至上，善解人意或性格多疑。这些特征聚集于成千上万人身上，塑造了社会的整体特征。

那么，人格又是由什么决定的呢？它在多大程度上是与生俱来的？又在多大程度上是由后天经历塑造的呢？从本质上来说，这关乎大脑的发育、功能和可塑性，是我们所能提出的关于脑科学最深层的问题。

早在 100 多年前，英国博物学家弗朗西斯·高尔顿（Francis Galton）就提出了以上这些超越当时的人们认知的问题[1]。高尔顿将塑造人格、智力及其他精神特征的力量归结为"先天和后天"（nature and nurture）共同作用的结果。在过去的一个世纪中，对动物行为学、心理学及遗传学的研究已经开始结合并集中于此领域的探索上。

达尔文是高尔顿的表兄弟，他对家畜的选择育种很感兴趣。通常选择育种会导致动物外表和行为的改变。考虑到我们有可能从非人类亲缘物种身上获得启发，达尔文的工作便成了一个很好的切入点。狗就是一个很好的例子。养过狗的人都知道，每只狗都有不同的性情、技能和习性，简而言之，这些特征塑造了狗的个性。值得注意的是，这些特征在很大程度上要归因于遗传组分。金毛猎犬的温顺个性、澳大利亚牧羊犬的群居本能及德国牧羊犬的自律，这些特征很大程度上都是选择育种的产物。对于狗主人和饲养员来说，这些行为特征与狗的身体特征一样重要，但两者又存在很大的区别。

野生犬和家犬的最大区别在于家犬更温顺，这源于家犬与人类交往所遵循的基本规则，也是它们在驯化过程中发生的根本变化。这一特征体现在其眼神交流意味发生的戏剧性变化：从敌意变成了友善。德米特里·别里亚耶夫（Dmitri Balyaev）和柳德米拉·特鲁特（Lyudmila Trut）及其同事对西伯利亚银狐进行了一项具有里程碑意义的研究，他们发现，通过对西伯利亚银狐进行三四十代的选择育种，它们的习性和行为就能从野生态转变为驯化态[2]。20世纪50年代后期，这一项目在新西伯利亚开始执行，最终培育出的狐狸有许多与家犬类似的可爱特征，包括摇尾巴、回应人类的呼唤，以及渴望肢体交流和眼神交流等。

我们从驯化西伯利亚银狐的研究中可以得出一个结论：狐狸种群从野生态到驯化态的转变需要潜在的遗传多样性，而这些遗传多样性早已存在于野生狐狸种群之中。事实上，据研究者观察，仅培育了4代之后，西伯利亚银狐就开始表现出"友好"行为，当然"友好"是根据西伯利亚银狐与人类之间的互动情况来定义的。目前，决定西伯利亚银狐驯化程度的具体基因变化的因素虽然尚不清楚，但现有证据表明，无论基因发生怎样的变化，都会导致激素水平的改变，如糖皮质激素等应激激素水平的降低。

遗传会决定动物的行为特征，那么这一观点在多大程度上适用于人类呢？为了尝试回答这一问题，明尼苏达大学的心理学家托马斯·布沙尔（Thomas Bouchard）于1979年展开了一项雄心勃勃的研究：明尼苏达大学双生子研究。在接下来的20多年时间里，布沙尔和他的同事开始寻找被分开抚养的双胞胎，来判断遗传因素和生活环境对这些双胞胎的心理影响有多大[3]。这项研究针对的是成长于不同抚养环境下的双胞胎，布沙尔等研究人员对比了同卵双胞胎和异卵双胞胎，同时还与明尼苏达大学的戴维·吕肯（David Lykken）合作，比较了被共同抚养的双胞胎和被分开抚养的双胞胎[4]。

同卵双胞胎，也叫单卵双胞胎，来自单个受精卵，在发育早期分裂形成两个胚胎。这两个胚胎从双亲那里继承了同样的基因，因此他们的性别和遗传背景都相同，也就是说，同卵双胞胎要么两个都是男孩要么两个都是女孩，而不可能是一个男孩和一个女孩。实际上，大约每270个人中就有一人是同卵双胞胎中的一员。

异卵双胞胎，也叫双卵双胞胎，是在两个卵细胞于同一排卵周期被释放后，由两个精子独立受精，然后发育成的两个胚胎。因此，这两个个体之间的相似度与其他普通兄弟姐妹的相似度一样。不过与其他普通兄弟姐妹相比，异卵双胞胎的显著特征是他们同时在一个子宫里孕育且年龄相同。遗传学家有一个不太严谨的说法：异卵双胞胎各自的基因平均有50%都一样[5]。由于异卵双胞胎独立地继承了X染色体和Y染色体，因此他们可能是同性，即两个都是男孩或都是女孩；也可能是异性，即一个男孩和一个女孩。实际上，大约每115个人中就有一人是异卵双胞胎中的一员。

最简单的双胞胎研究设计如下：首先测量同卵双胞胎或异卵双胞胎可量化的特征，如身高、体重和血压等；然后计算出每对双胞胎之间的差异值，并将同卵双胞胎组和异卵双胞胎组的结果进行比较（由于同卵双胞胎性别相同，因此研究设计将异卵双胞胎限定为同性别类型。）例如，某项研究表明，异卵双胞胎之间的平均身高差异约为 4.5 厘米，而同卵双胞胎之间的平均身高差异约为 1.7 厘米，于是，人们将同卵双胞胎之间的平均身高差异小归因于其遗传相似性高。

敏锐的读者可能已经发现了此类研究的不足之处，尤其是对人格特征的研究，因为人格特征会受到心理因素的影响。同卵双胞胎通常看起来非常相似，以至于彼此混淆，这偶尔会带来娱乐效果。不过，他们可能会发现，老师、朋友甚至亲戚倾向于以相同的方式对待双方，这或许是因为这些人难以分辨究竟谁是谁，但也有可能是因为这些人下意识地认为两个相貌相似的人在其他方面也相似。这一类型的人际交往相似性创造了行为遗传学家所称的"共享环境"（shared environment），它会导致人们混淆对先天与后天的分析。另外，同卵双胞胎在广义的人格特征上往往很相似，且彼此之间会形成非常紧密的联系。这种情况导致了另一个难题：同卵双胞胎之间密切的联系可能会增强他们的心理相似性，从而降低他们之间的差异性。

有些双胞胎从出生或在婴儿期就被分开抚养，选择他们进行研究可以很好地解决上述难题，就像明尼苏达大学双生子研究所显示的那样，被分开抚养的同卵双胞胎与异卵双胞胎之间的对比能提供很多有用的信息。这其中，双胞胎在遗传上无论是 100% 相同还是平均 50% 相同，他们的生长环境基本上是不相关的。另外，研究人员还进行了对比实验，即同卵双胞胎共同抚养和分开抚养的对比，以及异卵双胞胎共同抚养和分开抚养的对比。这些实验提供了另一种评估环境因素对儿童影响的方法。

在 20 多年的时间里，明尼苏达大学双生子研究的科学家共研究了 81 对分开抚养的同卵双胞胎和 56 对分开抚养的异卵双胞胎。接受研究时，这些双胞胎的平均年龄为 41 岁。此前他们仅在一起生活过约 5 个月的时间，之后由于某些原因在接下来的 30 年里从未接触过彼此。研究期间，每位被试需要在明尼苏达大学生活一个星期，并接受一系列有关生理、医学和心理的测试。

心理测试的结果令人感到十分震惊。在一些人格特征测试中，如外向 / 内向、情绪稳定性测试等，通过对被试人群差异性进行统计测量，研究人员发现遗传因素的影响巨大，能解释约 40% 的差异性。此外，职业兴趣及特定的社会行为，如宗教信仰和传统主义，同样显示出遗传因素的巨大影响。

在人类的所有心理特征中，对智商（IQ）的研究最深入，智商是根据被试在知识和智力技能的书面测试中的表现来确定的。尽管"智商"这个词听上去过于夸张，但该测试具有理论和实践的双重意义，因为其结果可以很好地用来预测教育水平和职业状况[6]。明尼苏达大学双生子研究的数据显示，对于被试，约 70% 的智商测试分数差异可以用遗传学来解释。特别值得一提的是，在智商测试中，分开抚养的同卵双胞胎之间的分数差异，仅略高于同一个人在两个不同场合进行测试时的分数差异。对同卵双胞胎的不同抚养家庭进行系统分析，结果显示，父母的教育水平及家庭文化或科学素养对智商测试分数几乎没有影响。结果虽然很不寻常，但需要有一些限定，因为研究并未考虑极端富裕或极端贫穷的生活环境。这项研究中，几乎所有被试都在提供了可靠的教育机会的家庭和社区中长大，因此遗传因素适用于这种普遍的环境。

之所以强调明尼苏达大学双生子研究项目，是因为该研究的样本量很大，设计得很理想，在人格及智商方面，对双胞胎的诸多其他研究也提供了与此项目结果非常一致的数据[7]。一项针对 80 岁以上的 110 对同卵双胞胎和 130 对异卵双胞胎的对比研究显示，在测试的每个测量变量中，同卵双胞胎都表现出更高的相似性，包括一般认知能力（智商）、记忆力、语言能力、空间想象力和反应能力[8]。此外，这项研究还表明，随着年龄的增长，遗传因素与智商差异的关联度不会明显下降。不过，还有很多问题并没有得到很好的解决，如智商测试分数能否很好地反映积极性、好奇心、自律度以及"智力"本身。

个体之间存在人格和认知能力的差异，而对双胞胎的研究可以用来衡量遗传因素对这些差异的影响，但这种方法无法揭示导致这种差异的生物学机制。就像在研究不同类型汽车的性能特征数据后，我们可能会发现保时捷比丰田加速更快，但要想了解造成这种差异的原因，则需要对这两种汽车的不同之处进行详细分析，同时还需要掌握许多关于汽车工作原理的知识。

在生物学中，要想深入了解这种机制，我们必须理解细胞的生长、分化、相互联系及其特殊功能。也就是说，我们需要探究每个人的基因图谱，包括蛋白质编码、蛋白质的组合及支撑细胞结构和功能的分子机器的形成。这是一项艰巨的任务，目前我们还远未完全理解这些过程。不过，过去50多年的成果也不容小觑，比如许多神经元之间组装和连接的机制已为人所了解。

遗传学的发展相当迅速，目前，我们已经掌握了人类及许多其他物种的完整DNA序列，并且已经从成千上万的人类个体中确定了部分DNA序列。这些序列表明，人类与其他哺乳动物的基因图谱极为相似，不过，基因的结构和功能存在许多相对细微的差异，这些差异累积起来，便造成了不同哺乳动物物种之间巨大的生理差异和心理差异。此外，对人类不同个体的DNA图谱进行比较后发现，个体之间存在差异的基因平均仅占1‰[9]。那么，这些遗传差异是如何促使我们成为与众不同的个体的呢？这便是人类目前所面临的最大的科学挑战。

02
复杂的神经元连接中的简单规则

● **亚历克斯·科洛德金（Alex L. Kolodkin）**
约翰斯·霍普金斯大学医学院神经科学教授

神经连接存在巨大的复杂性，这引出了一个问题：有什么标签或线索能够组织它们进行精确连接？想象一下，你接到了一项任务：将纽约新世贸中心大楼的数千部电话连接到中继站。要想成功地完成这项任务，你只能依赖不同颜色的电线、数字电话插孔和独特的标签。但如果想用相同的策略连接大脑，就需要数万亿个此类特定的分子标签。这种策略可行吗？

神经科学研究虽然已有 100 多年的历史，但已知的指导神经元连接的分子仅几百个。即使人类基因组的所有基因都编码上这些"标签"，也只能产生约 2 万个，离连接所需的数量还差得很远[1]。对昆虫视觉系统的最新研究表明，大量神经元之间虽然形成了极度复杂的连接，但如此复杂的连接只需遵循非常简单的规则即可；而且，在没有各种各样特异标签的情况下，每个神经元都可以独立遵循这些规则，继而与另外一些神经元形成特定的、错综复杂的连接。如此看来，神经系统在相当大的程度上能够进行"自我组装"。

20 世纪早期，西班牙神经解剖学家圣迪亚哥·拉蒙 - 卡哈尔（Santiago Ramón y Cajal）进行了一系列研究，为我们理解神经连接的复杂性和逻辑性做出了巨大贡献[2]。卡哈尔利用与现代标准相当的显微镜和染色技术，对很少一部分神经元进行了标记，并根据其形态和连接类型对神经元进行了分类。他很喜爱这些复杂而绚丽的神经元，于是绘制了无比精美的插图[3]。当时卡哈尔推测，轴突通常会从神经元的胞体上延伸出相当长的一段距离，与下一个神经元的树突连接，并将信息传递给后者，使其传到轴突，然后以此类推，将信息传递到下下个神经元的树突。卡哈尔由此得出关于脊椎动物和无脊椎动物整个神经系统的神经回路结构的推论。

除了分析多种成年生物的大脑，卡哈尔还研究了胚胎的神经系统，他也因此对复杂神经系统的产生有了更深刻的认识。卡哈尔观察到，轴突延伸到目标位置时会形成手状结构，即生长锥，其手指状的丝状伪足（filopodium）能够感受外界环境。当神经元生长锥遇到或近或远的刺激时，它们就会将轴突指向吸引信号，使其远离排斥信号。20 世纪的大量研究数据证明，卡哈尔极具先见之明[4]。

我们现在已经知道，局部分泌的特异蛋白质可以远距离地吸引或排斥延伸中的神经元生长锥，而与细胞膜相关的蛋白质也可以局部调控神经元生长锥的定位。另外，发育早期延伸的轴突可以作为发育较晚的轴突的骨架。通过这种方式，我们开始了解从蠕虫到昆虫再到人类的复杂神经连接的基本结构。但正如纽约街道地图只能显示出高层建筑和文化遗产信息的一角，我们对神经系统的理解仍然处于最基础的层面，要想认识人脑中上千亿个神经元的连接方式，这还远远不够。好在此时，果蝇这种十分有用的模式生物出现了。

纵观整个生物学研究史，科学家往往先用比人类简单得多的生物进行研究，继而获得理解基本生命过程的宝贵信息，神经科学也不例外。伟大的遗传学家西摩·本泽（Seymour Benzer）通过研究发现，果蝇是一种很有用的模式生物，可用来研究神经发育、神经元突触之间的信号传递、整个神经回路的形成，甚至更复杂的行为[5]。科学家根据神经解剖学，利用精妙的遗传工具，外加与人类神经导向分子类似的分子，将果蝇塑造成一个很有效的模型系统，用来研究当连接数量远多于组装指导线索时，复杂的神经连接是如何形成的。

果蝇眼睛到大脑的连接是深入研究神经连接问题的一个切入点。果蝇的复眼由约 800 个肉眼可见的单位构成，被称为小眼（ommatidium，见图 2A）。每个小眼的外表面都有一个"小镜片"（见图 2A 中弯曲的"小尖儿"），而每个小镜片下面都有 8 个光敏神经元，即光感受器（photoreceptor，缩写为 PR。为了简单起见，本书仅讨论其中 6 个）。小眼上的光感受器能够感知不同波长的光，产生的电信号会沿着轴突传输（见图 2B）。光感受器的轴突会延伸到大脑底部椎板上的特殊单元视觉筒。其中最重要的是，果蝇每只复眼的约 800 个小眼中，光感受器的数目和排列方式都是不变的。

对于包括蝴蝶在内的昼行昆虫来说，小眼中的每个光感受器都指向同一方向（见图 2C 中的平行箭头），而且来自同一个小眼中的光感受器的轴突会延伸到椎板上相同的视觉筒，这一发育过程相对简单。然而包括果蝇在内的有夜行能力的昆虫，都进化出了"神经叠加"这种适应性结构，此结构能在黄昏或夜间增加对光的摄取，以防止视线模糊[6]。这一过程涉及 6 种不同的光感受器，相邻小眼上相同位置的光感受器都精准地指向同一方向（见图 2B 中的平行箭头），而同一个小眼上的 6 个光感受器则指向不同的方向（见图 2D 中的发散箭头）。不过，这些来源于不同小眼却指向同一方向的光感受器的轴突，在一定程度上会设法延伸到大脑底部相同的视觉筒（见图 2B）[7]。与蝴蝶的眼睛不同，这一过程不可能仅通过让一个小眼上所有轴突直接向下延伸到椎板上的视觉筒来实现（比较图 2B 和图 2C），其中还存在着复杂的轴突排列问题。图 2B 显示了两个相邻小眼中的 6 个光感受器连接在一起的汇聚情况，需要强调的一点是，这种复杂的轴突"分选"会在约 800 个小眼中的约 5 000 个光感受器中同时进行。由此，为每个光感受器和视觉筒的连接做上标记显然并不可行，因为它们会彼此延伸到各自特定的目标视觉筒中。

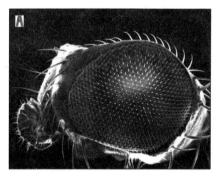

A　果蝇眼睛表面约有 800 个排列规则的小眼。每个小眼都有一个小镜片，能够将光聚焦到底部的光感受器。

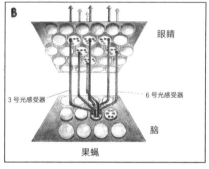

B　果蝇眼睛与脑连接示意图。位于 6 个相邻小眼的同种光感受器指向同一方向（顶部箭头），并通过复杂的路径将其轴突延伸到脑中相同的视觉筒。

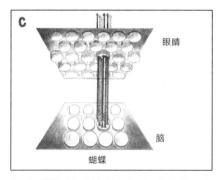

C　蝴蝶眼睛与脑连接示意图。指向同一方向的光感受器均位于同一小眼，而同一小眼的轴突均延伸到相同的视觉筒，其结构比果蝇的简单得多。

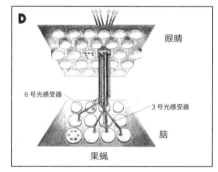

D　果蝇眼睛与脑连接示意图。来自相同小眼的光感受器指向不同方向（顶部箭头），其轴突延伸到了脑底部 6 个不同的视觉筒。

图2　昆虫眼睛中的神经连接

为了深入研究果蝇眼睛在发育过程中连接问题的内在机制，P. 罗宾·赫辛根（P. Robin Hiesinger）及其同事利用现代显微技术，对各个光感受器的轴突及其延伸完成的生长锥进行了成像，由此确定了果蝇眼睛中简单的轴突排列规则[8]。他们使用的特殊显微镜能够深入活体组织内部，清楚地显示出单个神经元及其轴突和生长锥的具体形态[9]。赫辛根等人简单地观察了果蝇的光感受器轴突及生长锥从眼睛延伸到脑的约 30 小时内的发育状态。通过对这些延时影像进行仔细分析，可以分辨出果蝇约 800 个小眼中任何一个小眼的 6 种光感受器。

在这项研究中，赫辛根等人还有一个重要发现：任何小眼中的 6 种光感受器一旦接触到视觉筒，其轴突的生长模式就会表现得各不相同。例如，无论观察哪个小眼，来自 3 号光感受器的轴突在与视觉筒接触后，总是按照一定的速度向东南方向延伸（见图 2B 和图 2D），而来自 6 号光感受器的轴突则会向西延伸，且延伸速度与 3 号也不相同。其他 4 种光感受器也是如此。然而，来自不同小眼中相同光感受器的轴突的延伸模式却是相同的。这表明，每种光感受器都具有独特的内在生长模式，而这一模式在所有的小眼中都相同，这便是果蝇眼睛中神经排列的基本规则。

如果遵循这一规则且 6 种光感受器在其指定方向以各自的速度延伸，那么结果可想而知：从 6 个相邻的小眼中延伸的 6 个轴突生长锥会同时汇聚到视觉筒的同一位置，然后停止（见图 2B）。由此延伸出第二条规则：只有当 6 个轴突生长锥同时互相接触时，轴突才会停止延伸。因此，指向同一方向的光感受器的轴突可以在充斥轴突和生长锥的网状结构中进行"导航"，且仍然可以继续延伸；与从指向不同方向的光感受器延伸出的一个或数个生长锥接触并不会成为其阻碍。果蝇的这种光感受器与大脑连接的机制非常精确，很少出现失误，因此其大脑中每个椎板的视觉筒仅由指向同一方向的光感受器支配。由于方向信息已在昆虫视觉系统中的光感受器感光之后的第一个"中继站"——椎板的视觉筒处进行了分类，因此，中枢神经系统的视觉刺激处理得到了明显的简化。

赫辛根及其同事的计算模型显示，6个轴突生长锥同时组合足以确保正确的靶向，不再需要任何其他的引导信息。因此，看起来十分复杂且无从下手的关于约5 000个光感受器神经元的连接问题，仅仅通过研究6种不同的轴突生长模式就解决了。当这些轴突的生长模式被开启时，神经叠加模式就自然出现了。显然，不用再依靠一系列复杂的引导信息就能让所有的光感受器的轴突到达特定部位。

这项研究对于理解哺乳动物的大脑连接有何意义呢？尽管人类大脑中神经元的排列方式与果蝇眼睛中神经排列的方式有很大的不同，有一点却很明显，即在哺乳动物大脑的不同区域包含有限类型的神经元。这些神经元彼此之间存在特殊的连接，而同类型的神经元都有非常相似的轴突和树突分支模式。当然，在胚胎和新生儿的神经发育过程中，一些外界因素可以作用于神经元，从而改变这种连接。这些因素包括导向分子及神经回路中其他神经元产生的电信号。不过，这项果蝇研究也提醒我们，复杂的神经网络中存在引导个体连接的替代方案，因此，我们应对寻找改善卒中或神经元损伤的临床疗法抱有更积极的态度[10]。如果神经科学研究的历史有迹可循，那么可以预测，通过这项果蝇研究，我们能更好地理解大脑是如何通过如此简单的规则来建立如此复杂的神经元连接的[11]。

03
与自己不断"对话"的大脑

● **萨姆·王（Sam Wang）**
普林斯顿大学神经科学教授、畅销书作家

刚出生的新生儿并不知道自己将会吃何种食物，说何种语言，也不知道自己将面对一个怎样的世界。婴儿的生长发育会受到外界环境的影响。渐渐地，大脑能够适应各种各样的环境，因为在很大程度上，大脑的神经回路是通过各种各样的经历塑造出来的。例如，最初连消防水管都不认识的婴儿可能会以某种方式逐渐对灭火器产生认识。

在很大程度上，大脑是通过自我完善来实现这样的成就的[1]。许多人认为大脑就像一台计算机，从一开始就已经"组装"完善，此后只是程序化地处理输入的信息并做出合适的反应。然而事实却与之截然相反：大脑不是从人一出生起就建立了完善的功能的，其大部分功能的完善是在人出生后才完成的[2]。人在成长过程中，大脑发生了巨大的改变。新生儿的大脑只有约 0.5 千克重，突触数量不足成人的 1/3，而且这些突触大部分会在出生后一年内被消除或取代。这些临时建立的突触连接连 2 岁孩子的需求都不能满足，更不用说成人了。

不同的成长经历会间接地影响大脑的发育，而外界信息则以电脉冲的形式沿着细长的电线状结构传递到大脑。这种细长的电线状结构即轴突，约有1 500万条，可以远距离地传递信息[3]。例如：视觉信息从视网膜进入大脑需要通过约200万个轴突；而饥饿、饱食和愉快等身体信号传递到大脑仅需通过迷走神经中的7万个轴突。这些在我们生命中的每时每刻都持续产生的信息流，由大脑中数百亿个相互交流的神经元进行传递并做进一步处理。从字面意义上讲，大脑大部分时间都在与自己"交流"，同时也受外界环境的微弱影响。

然而，这一切并不意味着大脑最初就是一块白板。在生命早期，大脑的整体结构和连接方式就已经被遗传程序决定了。这些遗传程序同样决定了神经元和突触的生长及变化特征，而出生后的各种经历只能在这些遗传程序作用的基础上发挥作用。在这个过程中，大脑的某个区域与其他区域会形成紧密连接，这些连接能够传递相关信息，从而调控其他区域的成熟过程。

在大脑发育的过程中，生活经历只有在关键期才能最大程度地发挥作用。就视觉发育而言，猫的关键期处于出生后的三四个月，而人的关键期则处于出生后的5~10年间。托尔斯滕·威塞尔（Torsten Wiesel）和戴维·休布尔（David Hubel）进行了一系列实验后发现，如果阻断大脑与单眼或双眼的信号传递，双眼视觉的协调性会受到非常严重的破坏，而这种协调性是获得最终单一影像所必需的[4]。如果这一阻断时间过长，那么就会对大脑的视觉区域造成永久性损伤。举例来说，在小猫身上进行的可逆的眼睑缝合实验中，在视觉发育阶段，每只小猫每次只能用一只眼睛接收视信息，结果与正常的小猫相比，这些小猫发育出了不同的视觉皮层，但缺少处理双眼视觉信息的神经元。没有这些神经元，小猫就永远失去了正常视觉（见图3）。

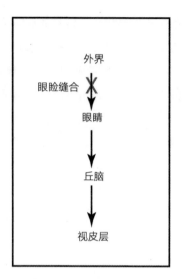

图3　威塞尔和休布尔的经典实验示意图

从外界到视皮层的信息流动以及眼睑缝合导致的连接中断。

　　来自视网膜的视觉信息首先会到达脑的第一个处理站——丘脑,丘脑提取出有用的信息后会传递给新皮层。这一过程就像母鸟会提前咀嚼食物,然后才喂给饥饿的幼鸟一样。通过这种方式,这一"预咀嚼"阶段会为其他脑区提供重要信息,进而使得这些信息得到正确处理。威塞尔和休布尔当年获得诺贝尔生理学或医学奖,部分原因是他们发现了丘脑预处理过程对发育的重要作用。他们发现,最初视网膜上神经元的所有活动都是为了开辟从视网膜到丘脑的路径,即便是漫射光引起的活动也不例外。为了精简丘脑到视皮层的路径,则需要接触更多的视觉场景,从而使脑产生特定的活动模式。最后,视皮层细化到察觉颜色、形状和运动的能力都依赖丘脑对输入信息的处理。一旦丘脑的输入功能完成其"教学"使命,丘脑就只能行使传输信息的功能了,此时的视觉系统也不再是一个未成形的回路,而是变得无比精妙。

除了视觉系统的发育，认知和社交能力的发展也存在关键期[5]。举例来说，有调查显示，部分生活在孤儿院的幼儿，因缺少与他人的接触和互动，出现了类似孤独症的症状，他们几乎没有正常的语言能力和社交能力。如果这些孩子在4岁之前能有更多与他人接触和互动的机会，那么他们的语言能力和社交能力就能够继续发展，并达到正常水平；而错过了这一时期，对孩子造成的损害就不可逆了，因为他们错过了大脑发展社交能力的关键期。

另外，似乎不只有丘脑能够"指导"大脑其他区域的发育。在发育过程中，如果某些必要信息被中断，大脑中接收这些信息的区域便不能正常发育，继而导致"发育性神经机能联系障碍"①。造成这一病症的原因，可能是两个大脑区域原本被信息传输的轴突强有力地连接，失去信息流就会导致大脑远端某些部位的血流和活动突然的改变。发育性神经机能联系障碍的出现就意味着这种远距离作用模式发生在了发育关键期，并对大脑产生了持续且深远的影响。大脑作为一个整体，许多区域相互之间需要紧密联系，脑内的影响可能变得非常重要，因为大脑会通过自身的引导程序来激励自己；而随着时间的推移，大脑被各种经历引导，各个区域便会有序地连接在一起。

小脑出现问题也可能会导致发育性神经机能联系障碍[6]（见图4）。如果小脑损伤发生在成年期，便会造成运动障碍；而如果小脑损伤发生在刚出生时或幼儿期，结果就会完全不同：患者会表现出一系列孤独症的症状。出生时小脑损伤，患孤独症的风险会升高40倍，这与吸烟导致的患癌风险升高程度相当[7]。在成年人中，小脑损伤并不会导致他们表现出孤独症的症状。

①

developmental diaschisis。diaschisis 为希腊语，其中 dia- 指交流，-schisis 指切断，形容的是大脑某一区域受损后，在距此很远的部位发生血流和活动突变的现象，也译作"神经机能联系不能"。——译者注

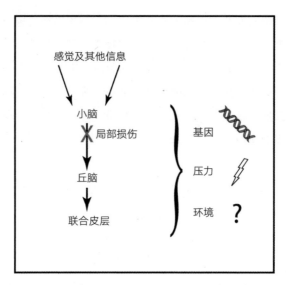

图4 小脑损伤导致的发育性神经机能联系障碍示意图

与视网膜一样，小脑也会将信息传递到丘脑，它是将信息传递到皮层的主要途径。小脑的部分区域会投射到联合皮层，这些区域既不支配感觉也不支配运动。在发育过程中，小脑和皮层的相互作用可能是由基因、压力或环境引起的。

儿科医生对成人与儿童之间的这种差异已经见怪不怪，他们早已知道，某处脑区损伤的儿童与其他脑区损伤的成人可能会表现出相同的症状。这种看似奇怪的临床现象表明，婴幼儿的某些脑区可能会对其他脑区产生远距离的影响。大多数情况下，孤独症是由遗传因素和外界环境的共同作用导致的，而遗传因素和外界环境可能是通过影响小脑的功能来起作用的。

那么，小脑是如何影响认知能力发育的呢？小脑能够完成多种任务，包括输入感觉信息、发布运动命令以及在脑内指导并优化指令。小脑通过丘脑将信息传递到新皮层，而丘脑则可以指导视觉发育。通常认为，小脑能够预测未来的变化，从而帮助大脑做出计划。如此一来，小脑便可以行使指导及调节行动和思想的功能了。

发育性神经机能联系障碍的成因这一假说对孤独症的治疗意义重大。它能使得大众对孤独症治疗的关注开始转向小脑等区域，而这些区域此前曾被认为对认知和社交没有影响。举例来说，如果孩子的小脑不能对即将发生的事情做出预测，那么这个孩子将很难通过正常方式从外界环境中学习到什么。应用行为分析法（applied behavior analysis）是目前已知的治疗孤独症最有效的办法，该方法通过缓慢而精确的方式使得患儿将奖励与日常活动结合起来，以弥补大脑预测能力的缺失。不过，应用行为分析法只对约 50% 的孤独症患者有效，而调控小脑的活动则很可能会对应用行为分析法起到辅助作用，从而能治疗更多的患儿。

通过这种方式，利用最基本的神经生物学原理可能最终会帮助几百万患儿摆脱孤独症的困扰；而要想帮助孤独症孩子开始与外界对话，可能先得让他们大脑的不同区域建立联系。

04
孩子的大脑不一样

● 埃米·巴斯琴（Amy Bastian）

约翰斯·霍普金斯大学医学院神经科学教授、物理医学与康复学教授、物理治疗师

我已经有很多年没滑过雪了，最近又重新拾起这项运动。由于身材走形且缺乏练习，我刚开始只选择了一条相对比较容易的滑雪道，并且滑得十分小心。突然之间，不知道从哪里冒出来一个孩子，从我面前飞速滑过。为了躲闪，我一下子摔倒在地，滑雪板和雪杖都被丢在了一边。在我看来，那个孩子年纪很小，连走路都困难，更不用说滑雪了。所以刚开始我特别气愤：孩子的父母跑哪里去了？怎么可以让孩子像刚才那样单独滑雪呢？怒气平息之后，我挣扎着站起来，开始观察那个从陡坡上冲下来的孩子，并不由得感慨起来：那么小的孩子竟滑得如此之好，他到底是怎么做到的？

孩子在学习运动、语言和乐器等方面的新技能的能力似乎比成年人强得多。事实上，大多数教练和老师都会告诉你，如果想成为一名出色的网球运动员或小提琴家，那么必须从小抓起。如果你想要说一口流利的外语，你更应该从小就开始学习这门语言。可为什么呢？孩子的大脑有什么特别之处吗？孩子就一定会比成年人学得更好吗？另外，孩童时期表现出来的这种学习优势有无负面影响？接下来我会对这些问题一一进行阐述。实际上，我们并没有真正理解人类学习能力发展的方式和原因。不过，我们确实发现了一些有趣的事情。

孩子的大脑有什么特别之处呢？你随便问一名神经科学家，得到的答案几乎都是"孩子的大脑更具可塑性"。这个答案并不能令人满意，因为它并没有说清楚"可塑性"是什么，大脑可塑性是如何形成的，以及为什么成年人的大脑可塑性降低了。接下来，我简单地对可塑性下一个定义：大脑受新经历的影响表现出来的改变原本连接和功能的能力。目前，科学家已经发现很多细胞和网络层面的机制能够解释大脑可塑性（可参考下一篇文章）[1]。

在大脑发育过程中，可塑性发展的一个重要环节发生在婴儿期和童年早期，在这段时期，神经元之间的连接会大量形成[2]。一个2岁大的孩子的大脑中，神经元连接数量是成年人的2倍多。神经元连接（如突触）的数量在婴儿期呈爆发式增长，有人估计，每秒钟就有上百个新突触形成！这是一个高度动态化的过程：神经元连接在人的发育早期会持续不断地变化。很多化学信号"指导"着神经元连接的正确形成，与此同时，错误的连接会被清除。这种对大量神经元连接的"修剪"过程贯穿整个童年时期和青春期，最后才达到成人水平。

决定神经元连接去留的一个很重要的因素在于这些连接能否被利用。因此，新生儿和儿童的经历的丰富程度、强度和类型对大脑的发育至关重要[3]。在孩子运动、聆听、观察、思考和感受过程中发挥作用的神经元连接很可能会被保留下来。如果不执行这些任务，神经元连接就会被削弱或被清除。也就是说，孩子的大脑结构有可能在早期学习不同内容的过程中得到优化。需要特别指出的是，孩子必须亲身参与这些活动才能形成正确的神经连接。当然，这只是对发生在孩子大脑中令人惊讶且复杂的过程的一个粗略简述。不过，童年期经验依赖可塑性（experience-dependent plasticity）无疑是促进孩子学习能力发展的重要因素。

那么，相对于成年人来说，孩子学习能力的优势表现在哪些方面？通常认为，孩子在各个方面的学习能力都超强，可事实真的如此吗？其实，这取决于我们如何定义"学习能力强"。我们有很多方式可以量化学习过程，比如学得多快，学了多少，学的质量如何，以及最终能记住多少知识。另外，有许多类型的学习依赖于不同的大脑系统，且由特定的行为所驱使，因此某个领域的学习能力可能并不能转移到另一个领域。以学习外语为例，从某种程度上来说，孩子拥有超强的学习能力，因为相较于成年人，孩子更容易精通该种语言，也就是说，孩子们说外语的流利程度可以与以该语言为母语的人士相媲美。然而，这并不意味着孩子能很好地掌握语言学习的方方面面。实际上，孩子学习外语的速度要比成年人慢，而且他们要花费更长的时间来学习阅读、表达以及恰当地使用语法规则[4]。所以，年幼的孩子只是在语言的精通度上胜出，而在习得语言的速度方面并不占优势。

与之类似的是，年幼的孩子学习一项新运动的速度似乎也比成年人慢。一些研究结果表明，从童年期开始，孩子的运动学习速度逐渐提高，到12岁左右差不多能达到成人水平[5]。刚开始的时候，孩子运动的熟练度比不上成年人，在运动过程中，他们的行为更多变，精确度也比较低[6]。熟练度不够的原因，很可能在于负责控制运动的脑区还未成熟。

如果孩子的学习速度比较慢，且在运动过程中更多变，那么为什么他们在完成某些特定任务（如滑雪）时表现得比成年人要好呢？首先，孩子的体型比成年人小，因此他们的重心更低，这样一来他们学习滑雪等运动时更容易控制自己。不过，这并不能解释他们在精细运动技能方面的高熟练度，如玩视频游戏时，因为这种活动只涉及手部动作。其次，孩子在运动中表现出的多变性可能是一种优势，因为通过不断尝试不同姿态，他们可以在特定的情况下找到最佳解决方案。这种探索是运动学习过程中很重要的一环，通常成年人可能不太愿意进行这种尝试，而是倾向于选择次优选项。最后，可能是最重要的因素，即孩子比成年人更愿意进行大量的练习，从而习得运动技巧。举例来说，新生儿在学习走路时，每小时要走大约 2 400 步，跌倒 17 次。这样的运动量非常大，相当于新生儿每小时要走约 7 个美式橄榄球场长度的距离！在每天活跃的约 6 小时中，他们大约会跌倒 100 次，走的距离相当于 46 个美式橄榄球场的长度[7]。因此，新生儿和儿童每天都有高强度的锻炼，再加上他们的经验依赖可塑性很高，这些都可能成为他们在学习运动技巧方面超越成年人的原因。

当然，童年期的经验依赖可塑性也有坏处，因为任何经历对大脑的发育都并非只有正面影响。虽然可塑性能让孩子学得更好，但同时也会带来很多问题。压力和不良经历会导致孩子的大脑产生难以适应的变化[8]。举例来说，童年期被忽视、被虐待或家庭贫穷的孩子更有可能出现焦虑、情感障碍和认知障碍等问题。这些问题不仅能直接反映出不良经历，还能反映出调控这些过程的神经回路产生的根本变化。另外，经历的缺乏会对大脑发育产生致命影响[9]。如果孩子的一只眼睛被长时间遮盖，导致视力被剥夺，那么其大脑中的视觉区域在发育过程中就会产生不可逆的变化，同时，深度知觉也会出现问题。同样，如果孩子在很小的时候未接触到外界的语言，那么他们学习语言的速度就会很慢，读写能力也会变得很差[10]。

因此，所有的经历及经历缺乏对早期大脑的发育过程影响非常大。孩子凭借早期的大脑可塑性可以在很多方面超越成年人，比如急速冲过滑雪场斜坡和说法语，但当他们经历过糟糕的童年或在早期缺乏某项经历时，这种可塑性就会造成一些严重的后果。目前，科学家还没有完全搞清楚童年期大脑可塑性究竟是如何形成的，但有一点很明确，即早期的生活经历对大脑可塑性非常重要。将来，我们也许会知道如何做才能充分利用人生这一非凡阶段。

05
不可思议的神经灌木丛

● **琳达·威尔布雷希特**（Linda Wilbrecht）
加州大学伯克利分校心理学助理教授

说起"青春期的大脑"这个话题时，人们总会心照不宣地窃笑一番。即使是声称自己对大脑一无所知的人，也可以就此话题发表长篇大论。"青春期的大脑"可以用"野性""疯狂""激素泛滥"等词语来描绘。青春期的孩子的额叶仍处于构建之中，或者说刚刚"在线"。他们不受控制，也没有限制。不过，我们在研究和了解青春期的孩子时要非常谨慎，不要被流行文化左右。当孩子处于青春期这个年龄段时，他们的大脑发生了什么？如果有机会仔细观察他们的神经元活动，你可能会改变自己的教育方式，或者至少当别人提起他们时你不再经常翻白眼。

通过扫描仪器观察青春期孩子的大脑后会发现，他们的大脑看起来的确与儿童和成年人的大脑不一样。大脑中神经活动的程度不同，发生区域也不一样[1]。在青春期，大脑灰质在不断变薄，而白质却在不断增多[2]。直到 25 岁左右，大脑看起来才与成年人的大脑差不多。大脑中负责自控力、计划和预知行为后果功能的额叶发育成熟最晚[3]。额叶不成熟实际上影响了青春期孩子的方方面面：看电视的时间、药物使用、投票及性行为等[4]。额叶不成熟被认为是青春期孩子爱做不被成年人认可之事的原因，也经常被用来指导他们远离危险事物和权力。

人们很容易聚焦于青春期的孩子的负面行为，并认为他们在生物学本质上出现了神经错乱，或认为他们处于一种类似于额叶白质切断的状态[5]；但如果仔细观察他们的大脑，你可能会油然而生出一种祖辈对待孙辈那样的暖意。他们的额叶存在神经元，这些神经元看起来生机勃勃、聪明睿智，很有用武之地。

在过去的 20 多年，通过新的成像技术，我们观察了小鼠及其他实验动物的活体组织中的单个神经元[6]。在此之前，我们可以观察在某个特定时间段固定的死亡个体组织中神经元的状态。从 2000 年前后开始，我们可以利用特制的激光扫描显微镜追踪小鼠大脑中神经元的生长，以及神经元在大脑经历新刺激前后的变化情况。在研究神经元的功能及形态方面，我们在技术上已经实现了质的转变，类似于从只能拍摄单张黑白照片发展到通过视频长时间记录儿童的成长过程。

青春期孩子的额叶神经元在不停地"探索"，它们渴望探索世界上所有可知的事物，而这些探索主要与大脑其他神经元的潜在连接有关[7]。

神经元的形态类似于嶙峋的树和灌木。青春期之前，神经元已生长完成，其分支和根紧密交错形成致密的"灌木丛"。在小鼠等实验动物身上，我们可以在某个时间点"照亮"其"灌木丛"中的单个神经元，并在其发育成熟过程中进行拍照或视频记录。在童年晚期和青春期的孩子的大脑中，我们可以观察到发生明显变化的微型荆棘样结构——树突棘（见图 5）。观察死亡组织的静态图像后我们了解到，在人类和实验动物的成年早期，树突棘的数量会下降[8]。当神经元"活着"时，可以看到树突棘依旧在生长，它们在探索其他神经元的输出信号时会不断地伸缩[9]。当神经元的一个树突棘与另一个神经元的"树枝"紧密连接并在树突棘末端形成突触连接时，信息就可以在神经元之间进行传递。之后，当这个树突棘缩回到其发源的树突分支上时，连接就会断开。

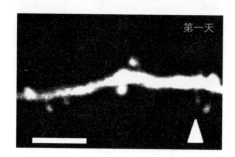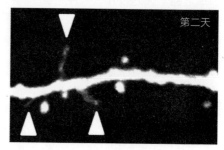

图5 青春期小鼠的新树突棘在一夜之间生长的延时成像

箭头所指的是第一天后消失的树突棘，以及在第一天和第二天之间新产生的树突棘。标尺为 5 微米。图片由威尔布雷希特课题组的乔赛西亚·博伊文（Josiah Boivin）提供。

如果连续观察神经元，就可以看到它们长出新连接，之后又会在接下来的日子里失掉大部分连接。通过这一伸缩过程，我们推断这些神经元在探索与其他神经元的潜在连接。当接近青春期时，大脑神经元每周将新生和丢失 25% 或更多的神经连接[10]。当进入成年早期，神经连接的变更率将降至 10% 或以下，这取决于大脑的不同区域。单个神经元的连接对于其在神经网络中的功能至关重要，因此，在大脑发育期间，每个神经元的功能特征都在经历着剧烈的变化。当我们成年以后，神经连接的总数量将会下降，同时形成新的神经连接的潜力也将衰退。

从对处于青春期的孩子的大脑额叶神经元探索的研究中，我们可以得出何种有用的结论呢？神经连接的大规模变更现象也许可以解释为什么青春期的孩子并不比成年人高效。不过，这也许可以在他们面对变化时提供更多的学习能力或灵活性。额叶中的神经连接可能是个性和习惯形成的基础，一个个独特的个体心灵会被这种神经结构快捷地塑造出来。问题又来了：这种神经结构是如何成形的？又是被什么人或者什么事物塑造的？

接下来我们来谈一谈经验。此时，世界上每个处于发育期的大脑中，数不胜数的突触都处于一种脆弱状态。那么哪些突触可以存活？它们又为什么可以存活呢？据我们所知，通过主动经历而获得的试错学习机制在这一过程中发挥了主要作用。通过检测神经元连接的得失变化，研究人员可以观察到，当掌握一种新技能或规则时，所有相关的新神经连接都会被保留下来。比如，当学习了一种新的运动技能后，大脑中的运动区域将有一大批新生的突触被稳定地保留下来[11]。当大脑意识到有两种事物往往同时出现时，新的额叶神经连接也会被稳定地保留下来，如当某种声音、景象或气味与某种令人或痛苦或愉悦的事物联系在一起时[12,13]。

最新的实验表明，神经元其实也在进行自我跟踪。也就是说，额叶中神经突触连接的生成和消除不仅反映了外部世界所发生的事情，这一进程似乎同时也在追踪自发策略及其结果："我刚才做了什么？""这对我而言是好还是坏？[14]"这些发现表明，自发的试错学习机制在额叶神经修剪成形的过程中也发挥着作用。因此，主动做某事与被动观察，这两种行为可能对额叶神经回路的塑造起着不同的作用[15]。

如果你对园艺、灌木修剪、青春期的孩子或神经元等都不感兴趣，也许你会怀疑这些发现的重要性。你可能会想："那又怎么样！在哺乳动物漫长的历史进程中，这些事情在所有的额叶中一直在默默地发生着；即使了解了这些，我们也改变不了什么。归根结底，青春期的孩子的大脑额叶还是不成熟。"然而在我看来，发现并想象这些生长、相互连接的神经元慢慢成形，足以帮助人们实现对此方面认识的180°的转变。

假如我们回到起点，并假设青春期的孩子像没有额叶的患者一样，我们也许会认为他们需要被保护起来，远离来自外界的伤害。我们也许会将他们置于一个安全的角落，等他们长大以后再说[16]。但假如我们意识到，这些孩子的额叶充满了渴望获取信息以便让自己成形的神经元，而这些神经元的演变能力会慢慢衰退时，我们也许会想要尽快将他们推入严酷的现实世界中。

当然，我们只在极端情况下才会选择这些策略，但面对青春期的孩子大脑中存在的无数新神经连接，我们不得不严肃且认真地对待他们的成长经历，不能再认为他们不务正业了。我们应该认识到，将他们关进学业繁重的学校或类似的场所将严重影响他们的发展机会，而且这会对整整一代人造成无可挽回的后果。

假扮游戏可能是正式活动的必要预演，一些痛苦的失败经历实际上对成长很有帮助[17]。我们不应该将几百年来积累下来的关于保护青春期孩子的智慧束之高阁，也不能让他们不受限制地接触药物和游戏——他们确实需要指导和支撑；但我们也不能忽视，他们大脑中的神经元是活生生的，在不停地探索，并为经历所塑造，且这些经历可能会塑造他们的一生。

06
伦敦出租车司机的海马

- **梅利莎·刘**（Melissa Lau）
  加州大学圣迭戈分校神经科学博士、斯克里普斯研究所成员

- **霍利斯·克莱因**（Hollis Cline）
  斯克里普斯研究所神经科学系主任

某些记忆会一直伴随着我们，比如毕业典礼那天在灿烂的阳光下坐着的场景；8岁时参加的令人尴尬的钢琴演奏会；平生第一次抱起自己的孩子；某天看到一只蝙蝠飞进家里……每种单独的经历都可以留下生物学痕迹，因为通过改变神经元连接可以形成记忆，至少部分原因如此。但是，成年累月的单一训练又是如何影响大脑的呢？这些不断增加的改变又是如何累积起来的呢？另外，重复经历有无可能造成大脑基本组织发生显著改变呢？

不妨以伦敦出租车司机为例。对他们来说，完全熟悉伦敦市内2.5万条街道和2万个地标并不容易。为了拿到驾照，出租车司机必须掌握市内任意两地之间的最短路线。即使已学习多年，也不是每个人都能通过出租车司机资格考试的。出租车司机掌握这种非凡的导航技能，是否说明他们大脑中有可测量的特别之处？实际上，与普通人相比，伦敦出租车司机大脑中参与空间记忆的海

马后部要大一些[1]。那么如此说来，难道严格的导航技能训练真的改变了他们的大脑？还是说天生海马较大的人更易通过出租车司机资格考试？个体经历在塑造大脑的过程中到底有多大的影响呢？

与人类一样，鸟类也是利用海马来实现空间定位和记忆的，但与出租车司机不同的是，某些鸟类的海马大小会随季节的变化而出现波动。比如，黑头山雀的海马在囤积食物的旺季——10月会变大（比8月大30%）[2]。它们将食物藏匿到多个地点以便以后享用。既然黑头山雀的海马大小有明显的季节性变化，于是我们猜测：由于黑头山雀需要记住藏匿食物的地点，所以它们的大脑中负责这一功能的脑区变大了。

实际上，鸟类的其他季节性行为同样可以与大脑变化联系起来。例如，某些雄性鸟类的大脑中参与发声的脑区——高级发声中枢（HVC）的大小通常会起伏不定[3]。雄性大山雀在繁殖季节会发出复杂的求爱和宣示领地的叫声，其HVC在春季时较大，而常年鸣叫的柳树山雀的HVC的大小没有呈现出季节性变化[4]。不过，造成这种季节性变化的原因目前尚不清楚。这种变化可能由环境刺激（如温度或者日照长度）驱动，这样，鸟类容易形成藏匿食物或鸣叫等季节性行为。又或者，有没有可能大脑的某些区域是由于持续使用而逐渐扩大的呢？

为了回答这一问题，一些研究小组开始通过训练猴子来进行各种各样的研究。成年猫猴就曾被训练触摸一个旋转的盘子[5]。整台机器被放置在猫猴很容易触到的地方，只要它们将自己的指头放上去，就可以得到一个香蕉味小丸作为奖励。这台机器就像一张旋转的唱片（仅添加凸出的隆起），可以提供稳定的触觉刺激流。通过测量训练前后猫猴大脑的活性，研究人员就能测试出指尖的重复性刺激能否诱发负责处理触觉信息的大脑躯体感觉区的变化。结果显示，仅几个月之后，这些猫猴的躯体感觉区就出现了可测的变化。

躯体感觉区可以分为不同的区域，每个区域对应身体的不同部位。猫猴经过上述训练后，其躯体感觉区的更多区域被用来处理手指触觉，尤其是那些被刺激的指尖的触觉。成年后的大脑由于不再产生新的神经元，皮层的大小已经固定，成为有价值的"不动产"，不过也有个别区域除外，如海马。就像不断想扩大自己法定地界的土地所有者一样，代表指尖的皮层区域也会逐渐扩大，而这是以"占领"相邻脑区为代价的。在这种情况下，更多的皮层区域被用来"管理"受刺激的指尖，而相邻的未受刺激的指尖对应区域则会缩小，甚至伴随着手和脸对应皮层区域的边界发生偏移。经历或者说特定神经回路的使用，确实使得相应大脑皮层区域得到扩大，但这并不是没有代价的。

这种妥协折中策略，即一个功能对应的皮层区域的扩大伴随着另一个皮层区域的缩小，普遍存在于各种情形之中。运动皮层与躯体感觉区一样，不同区域负责指挥身体相应部位的运动。研究人员通过训练松鼠猴完成各种与特定肌肉相对应的行为，发现了其运动皮层中相应区域的变化。在一项研究手指运动技巧的实验中，研究人员训练猴子从一个小洞中取出香蕉味小丸；而在另一个实验中，其他猴子则要完成拧钥匙的任务，该任务涉及前臂运动。手指的重复使用导致了大脑中与手指运动相关的皮层面积扩大，其代价是大脑中控制前臂的相邻皮层面积缩小。同样，拧钥匙这一动作的重复训练导致大脑中控制前臂的运动皮层面积扩大，而控制手指的皮层区域面积缩小[6]。如果这些变化被永久性地保留下来，那么用"用进废退"这个词语来描述这种现象再适合不过了。这些猴子停止训练以后，其大脑中的运动皮层又回到了原来的状态。

对人类来说，特殊训练也可以导致大脑中躯体感觉区和运动皮层相应部位的组织变化。与上文触摸转盘的猫猴一样，学习盲文的盲人的躯体感觉区也出现了可测量的变化[7]。这些盲人用于盲读的手指对应的皮层面积要比其余手指对应的皮层面积大，也比不进行盲读的人的手指对应的皮层面积大。

此外，音乐家的运动皮层与非音乐家的运动皮层相比也有显著不同[8]。小提琴演奏家或吉他演奏家等弦乐器演奏家的左手手指的运动技能极为熟练，而用来抚琴或拨弦的右手通常不需要特别灵巧。令人惊奇的是，这些弦乐器演奏家的大脑中代表左手的皮层面积大于非乐器演奏家，而右手对应的运动皮层，两类人群并无差别。另外，练琴时间很长的演奏家的皮层重组程度要大于新手。不过，尽管乐器演奏的训练量与大脑改变程度有相关性，但这种相关性并不能明确证明乐器训练能导致运动皮层的改变。比如有以下这种情况：左手对应的皮层面积大的人正好成了优秀的弦乐器演奏家，且他们正好继续以此为业。

那么，科学家到底应该如何验证训练能否导致大脑皮层变化呢？教人玩杂耍是一种不错的方式。在这个设计巧妙、流畅且简单的实验中，被试的大脑可以在学习杂耍前后被扫描[9]。经过 3 个月的训练后，被试玩杂耍可以坚持整整一分钟而不出任何错误，而且在此时，他们的大脑发生了显著的变化。磁共振成像[10]显示，大脑中负责处理运动物体速度和方向的颞区灰质出现了选择性的扩大，杂耍能手必须具备的感知运动协调和视觉注意等能力所对应的脑区也扩大了，而停止训练 3 个月后，大部分被试都不会玩杂耍了，其大脑中对应的脑区又恢复了原状。这个实验就证明，仅 6 个月之内，训练可以导致大脑出现短暂但却真真切切的结构性改变！与在躯体感觉区和运动皮层中观察到的功能性区域的改变不同，这类训练的的确确导致了相应大脑区域的体积增加[11]。

虽然杂耍实验不能揭示大脑扩大的直接机制，但大脑扩大的可能性确实有，即如果单个细胞可以变大，那么特定的脑区也可以在没有新神经元产生的情况下扩大。例如，神经元突起网络的变大以及突触数量的增加等都会引起细胞体积的增长。因此，训练可以通过各种各样的方式来影响大脑的结构和功能。

不过，这种不可思议的大脑可塑性有时也会造成不便或导致有害的后果。例如，许多截肢者都有"幻肢"的经历，即感觉自己失去的肢体还存在。有的截肢者甚至"感觉"到幻肢的疼痛。对这一现象的解释中最重要的理论是皮层重组。比如，原本控制被截肢体的躯体感觉区和运动皮层最终被相邻的对应嘴唇的大脑区域接管[12]。一些数据表明，大脑中控制下部分脸的皮层区域对大脑中控制手部的皮层区域的侵入导致了幻肢现象[13]。尽管幻肢痛现象非常普遍，但只有个别截肢者在身体其他部位被触碰时才能感觉到[14]。这种现象表明，其他机制也在发挥作用。另外一些研究显示，手缺失后残余的神经连接可激活幻肢痛，而脊髓兴奋性的改变可能也会导致这种现象[15, 16]。诸多例子表明，某一大脑皮层区域的扩大是以相邻区域的缩小为代价的。

那么，有限皮层资源的重组能否造成功能上的改变呢？再回到伦敦出租车司机的例子上来。之前没有提到的一点是，这些出租车司机海马后部的扩大是以海马前部的缩小为代价的[17]。与对照人群相比，伦敦出租车司机的海马总体积并未发生改变，只是海马不同区域的体积有所变化。海马后部被认为是储存环境空间信息的区域，因此其扩大可以使得意象图谱变得更详细。相应地，海马前部的缩小也许可以解释伦敦出租车司机具有的一些功能缺陷，最普遍的是其视觉功能和空间记忆构建功能下降。比如，让他们临摹一张复杂的线条图时，他们在后期记忆测试中重绘图像的表现变差，这种试验可以测试对视觉元素进行空间组合的记忆能力[18]。

近期，一项持续 4 年、跟踪一组可能成为出租车司机的学员的研究明确地证明，训练可以导致海马发生改变。经过几年的学习，通过出租车司机资格考试的学员的海马后部变大了，而他们在视觉和空间记忆能力方面的表现则变差了。相反，没有通过出租车司机考试或中途退出的学员的大脑与对照人群没有区别。因此，训练这一经历本身可导致海马结构的变化，且无意中还造成了一些功能性改变，比如视觉和空间记忆构建功能的缺陷。

不过这不一定是坏事，它只是大脑对所处环境做出的有关功能性需求的反应。例如，退休的伦敦出租车司机与在职出租车司机相比，其海马后部要小一些，而视觉和空间记忆能力则更好[19]。也就是说，当对空间导航所需神经回路的需求下降时，大脑又会恢复到与对照人群类似的状态。所有这些都表明，大脑仍在持续地改变。

实际上，日常经历本身就能以令人吃惊且清晰可见的方式来改变大脑的基本组织结构。这一生物学现象具有一种优美的简洁性：大脑决定了我们对周围世界的认知，而我们的认知经历也能塑造大脑的结构和功能。

07
当工具成为我们的身体

● 艾莉森·巴思（Alison L. Barth）

卡耐基·梅隆大学生物科学教授

有经验的"老司机"，可以熟练地将车倒进车库，且不会碰到左侧的垃圾箱，也不会碰到右侧的自行车，最后将车停在车库里面，刚好能让车库门自动关上。在没有倒车雷达和摄像头辅助的时代，如何能在倒车时"看到"车的边角而避免磕碰呢？作为驾驶员，我们在开车时虽然坐在车内，但却能够切实地感受到车周围的一切：开车时我们会确保车行驶在黄线内，停车时会小心地靠近路边而不冲上路沿，倒车时则会控制好车尾距离而不碰到停在后面的车或墙。开车时，我们的感知能力似乎超越了自身而扩大到车的每个角落，实际上车的体积比我们的身体要大得多。

神奇的是，当停车后解开安全带、打开车门走下车时，我们对身体的感知又瞬间恢复到原样。我们之所以能够迅速调整躯体感觉，其原因在于大脑具有可塑性。可塑性是大脑最重要的特性之一，科学研究认为，不同的身体感知能力的变化源于大脑中特定神经元连接的改变，这种改变包括增强、减弱或被掩盖。在我看来，躯体感觉的可塑性在日常生活中时刻都在发生变化，尤其是能够使用工具的人类，每当拿起工具并熟练使用时，我们都能够相应地调整躯体感觉来控制和使用它们。

大脑中躯体感觉系统的建立始于胚胎发育时期，并在婴儿出生后逐渐得到精细化调节。婴儿可以通过不断地抚摸和移动身体来观察四肢运动，学习认知自己身体的范围。触觉信息在大脑皮层的分布与我们身体结构的对应原则被称为"躯体感觉图谱"（简称"体感图"），如与感知大拇指的脑区紧邻的就是感知手、肘等部位的脑区。不同身体部位对应的脑区虽然大小不一，且与身体部位的大小不成比例（如手指和嘴唇虽小却很灵活，在脑中对应的区域反而比膝盖和肩膀对应的脑区大），但脑区与身体部位大致一一对应。

孩子在成长过程中常常要经历一个特殊阶段，此时由于其身体发育过快而难以适应，如腿长得太快而经常被自己绊倒等。体感图位于大脑中的新皮层，它在成长过程中也必须时刻进行调整来应对身体变化，而大脑中也的确存在调整适应的机制。

大脑中的体感图能够根据经验进行调整改变。专业的小提琴演奏家保持着每天6小时的训练习惯，在这个过程中，对手指的锻炼也会使大脑中新皮层对应的手指感应区域有所增大[1]。当身材发生改变，如体重明显改变时，相应的躯体感觉区也将做出调整。孕妇往往会有这样的体验：当她们想像往常一样挤入人群时，会发现自己的身体要比大脑中想象的大很多！因此，她们必须重新调整对自己体形的估算。躯体感觉区的经验依赖可塑性的改变在日常生活中常常发生，且不仅限于试验条件。

重大事故对身体造成的损伤往往也会改变躯体感觉输入，如车祸造成的截肢，或者常见的拔牙，这些往往会造成躯体感觉区的重组。缺失的躯体感觉输入对应的新皮层区域最终会被其他感觉输入逐渐"占领"。例如，刚拔完牙后，我们会本能地用舌尖不断地在空空的牙床上来回移动，以重新接触并感知这个"新出现"的空缺区域，但几天或几周后，我们便会意识到，空出的牙床成了身体的一部分，渐渐地也就不会再特别关注了。我们能够根据身材或体形的改变调整相应的预期判断，这源于神经元连接可塑性，科学家正逐渐证实神经元基于经验可以实现结构性的重新连接。在很多情况下，经验依赖的神经元连接稳定而持久；而在某些情况下，神经元仅通过改变突触连接的强度而不改变结构，就能实现功能性的重新连接。这一策略很高效，它合理地运用了大脑中已建立的连接，也使得大脑中的体感图能够根据不同的经验刺激迅速进行调整，这有助于我们更好地适应外界环境的变化。

大脑能够根据我们所感知的外部世界变化做出相应的长期改变，比如身材和体形的变化。令人感到印象深刻的是，大脑同样能够根据我们所做的不同事情做出迅速调整。例如，我们在倒车入库时能够迅速地通过后视镜观察是否会碰到车库两侧的墙；在使用刀叉吃饭时，我们的感觉系统能够从手指延伸至刀叉的所触所及，似乎刀叉也变成了身体的一部分。大脑的体感图能够从握住刀叉的手延伸至刀叉的尖端，从而能感知餐盘的质地及叉起的小片食物。事实上，大脑感觉系统的这种经验依赖可塑性改变能够使我们更好地熟练使用各种工具，以至将工具整合为躯体感觉系统的一部分。

为什么需要反复练习才能熟练使用工具呢？因为我们需要长期不断地重复训练——在不断试错的过程中得到宝贵的经验反馈，这样才能够让大脑的体感图进行相应地调整。这一过程往往需要付出一些代价，例如，新手司机在练车过程中经常会为车辆剐蹭而沮丧，然而这是学习保持合理车距从而避免事故的必经之路。事实上，在进化过程中，大脑通过被不断地精准塑造，从而能够适应新的感觉经历，继而调整对身体的感知能力来学习新技能。比如在学习使用筷子的过程中，大脑能够根据反馈进行调整，这样一来，我们就能够用筷子夹各种食物，而用筷子成功夹到食物的这种反馈，可以更好地促进大脑体感图的调整并进行稳定重塑[2]。研究表明，试错对提高大脑可塑性尤为关键。在练习一段时间之后，我们可以由最初的手握不稳筷子变成筷子熟练使用者，而筷子似乎也变成了手的一部分。

早在 100 多年前，心理学家便描述了学习使用工具过程中的大脑感知变化，之后又有许多学者不断补充[3]。实际上在生活中，经验依赖的大脑体感图变化时刻都在发生：从婴幼儿时期学习穿鞋开始，到上学后学习使用铅笔以及学习滑雪、绘画、做饭、弹钢琴等。这些学习过程改变了脑内控制特定运动的神经元连接，同时也相应地改变了感觉区域的范围。

人的大脑由大约 1 000 亿个神经元构成，而生活经历、疾病、伤痛或药物都会影响或改变神经元的性质。由于神经元数量如此众多，因而选择何种神经元来研究变得十分困难。对于学习使用工具而言，我们可以将研究范围缩小到特定脑区的神经元，这些脑区对轻微触碰或对身体特定部位的运动可以做出响应。可以确定的是，左手学会的技能不会自动传递给右手，左右脚亦然[4]；精通任何技能都需要反复练习，即脑内神经元突触连接的改变并非一朝一夕就能完成。此外，使用工具时大脑体感图的改变能够在工具使用结束后迅速调整还原，所以，当我们停车后走下车抑或放下刀叉那一刻，大脑对身体的感知会迅速恢复，这也说明，神经元连接的变化能够被不同的场景激活或抑制。当然，我们在日常生活中会使用各种不同的工具，这说明大脑中的"工具印迹图谱"（tool maps）共同存在且可能相互重叠。

实验表明，在使用工具时，大脑体感图发生相应改变的过程中，视觉信息可以很好地促进相关神经反应特性的变化。非人灵长类动物的大脑皮层中有一个叫顶内沟的区域，可以同时接收视觉信息和体感信息的输入[5]。到目前为止，我们仍需深入了解大脑皮层中不同类型的神经元，包括各种兴奋性神经元和抑制性神经元，以及在学习使用工具的过程中神经元连接是如何发生改变的。缺乏这些深入的研究，我们便无法理解大脑感觉系统可塑性背后的生物学机制，也无法在脑功能受损时提出有效的恢复和治疗方案。

需要说明的是，反复的轻触刺激可以改变新皮层中神经元的兴奋性，大脑感觉皮层在学习使用工具时很可能也遵循了相同的原理[6]。在这一过程中，躯体感觉区的兴奋性神经元连接的可塑性增强，运动皮层区域的兴奋性神经元连接发生了改变[7, 8]。然而，兴奋性神经元连接可塑性的长期改变尚不足以解释诸多行为迅速出现的机制，比如我们拿起工具后可以即刻使用，也可以随时更换，或者随时放下等。这其中的关键在于，我们划定的情境依赖的"自我"范围可以进行迅速切换。当我们放下手中的颜料铲、走下车或脱掉皮靴时，大脑也必须能够迅速进行抑制，以掩盖增强的神经元连接。

我们可以使用并任意切换不同的工具，比如用完锤子后再用镊子，然而，与不同工具对应的脑内体感图是如何随时切换的，目前尚不清楚。我们能否跳过烦琐的训练过程而直接熟练使用复杂的工具呢？不同的人掌握技巧的能力不同——有些人学得更快，原因是什么？这些问题依然是当前的研究热点。可以明确的一点是：人脑是几百万年漫长进化的产物，但其进化之初并未预见到现代社会的人们可以使用如此纷繁复杂的工具。大脑神经元连接的经验依赖可塑性被我们反复运用，从而学习各种复杂技能及使用工具。时代在飞速发展，出现了越来越多的虚拟现实场景，因此人类不应将学习对象局限于看得见摸得着的工具，也需要开发更多抽象学习技巧。借助计算机，我们能够更快地掌握工具的使用技巧；而在虚拟现实场景中增加触觉反馈，能够改善目前受限的视觉体验。此外，新的物理定律的应用（如减重力装置）、虚拟物体或互动式计算机游戏中的时间维度改变等，这些都会丰富我们的经历，同时也将以前所未有的方式改变我们的大脑。

08
上瘾的大脑

● **朱莉·考尔**（Julie Kauer）
布朗大学分子药理学和生理学教授、美国科学促进会会士

为什么我们不能够如己所愿，记住生活中精彩瞬间的每个细节？为什么无论如何尝试，我们依然不能忘却痛苦的经历？无论我们愿意与否，记忆似乎一直遵循着自己的"时刻表"，一点点地缓慢褪去。让人感到惊奇的是，药物成瘾与记忆似乎有着相同的属性。药物成瘾者在尝试戒断时，会遇到与尝试忘记痛苦经历时同样的困境：由于无法忘记使用成瘾药物的记忆，因而前功尽弃。为什么药物成瘾与记忆如此相似呢？

每天，我们都在学习和经历新事物。有些记忆会很快被忘记，比如昨天早上临时找到的停车位位置；有些记忆则会被长久记住。即使是一件稀松平常的小事，比如看到邻居开了辆新车，这件小事甚至没能引起我们足够的注意，记忆信息却依然储存到了我们的大脑中，你会在某个时刻想起。在我们记住新车时，大脑也发生了微小的重新连接，而改变后的"新"大脑储存了这段记忆，以便日后能重新回忆起来。

突触是大脑内神经元之间相互连接的基本单元，而增强或减弱突触活动便是大脑形成记忆的基础。神经元之间的突触连接增强后，与之相连的神经元活

动也会强化，从而增加局部脑区的兴奋性，这一过程被称为突触可塑性。从个
人学习经历角度来看，学习和记忆的诸多特征都与突触可塑性密切相关。比如
我们学习新事物非常快速，即使刚认识一个人，只需要几秒钟便可记住对方的
长相和名字；而有些记忆转瞬即逝，比如再次与新认识的人见面时，我们可以
辨认出对方的长相，但却想不起来对方的名字。另外，生活中也会发生很多让
人感动的小事，虽然事隔多年，这些事回想起来却仍旧历历在目。比如第一天
上学时的情形，收到心爱的吉他，或宝宝的出生等，虽然这些事只发生了一
次，但这种令人感动的回忆往往能伴随人的一生。当然，生活中也会发生很多
重大或突然的变故，比如"9·11"事件或飓风袭击等，这些事会在我们心中
留下负面的回忆，无论如何努力，我们也很难忘却。

通过改变突触连接强度重塑突触连接网络，与学习记忆的形成过程有很多
相似之处，比如突触连接强度的改变非常快，仅需几秒钟；不同突触连接强度
改变后维持的时间各不相同，突触可塑性变化可以维持很长时间，这被认为是
长期记忆形成的细胞机制。突触可塑性变化常常发生在特定脑区，如海马，这
些脑区对学习和记忆的形成也非常关键。

令人感到惊奇的是，药物成瘾的形成过程中也伴随着极为相似的神经元
连接强度的改变，改变后的大脑如同对药物形成了长期记忆一般而逐渐成
瘾[1]。这些致人成瘾的药物即使只用一次，也能够明显地改变大脑的连接与运
作方式，进而改变人对世界的认知。然而，与成瘾药物能诱导突触可塑性变化
不同的是，服用同样作用于大脑的百忧解等抗抑郁药物或抗癫痫药物却不会让
人成瘾，其中一个主要原因可能是抗抑郁药物和抗癫痫药物不会引起脑内多巴
胺的释放，也不会改变突触[2]。

一旦服用成瘾药物，这些药物就能够很快地作用于脑中特异的目标分子并

改变大脑功能，这种改变往往能够维持很长时间，从而导致对药物产生依赖继而成瘾[3]。成瘾治疗和戒断异常困难，因为我们对成瘾机制了解不明。大脑中有两个特殊区域：腹侧被盖区和伏隔核区。这两个区域由于含有接收多巴胺信号的神经回路而被认为是脑内的奖赏中心。这两个脑区在奖赏行为的刺激下会变得高度兴奋，而选择性损伤这些脑区往往会造成奖赏行为的缺失。大量实验证据显示，对于尼古丁成瘾的吸烟者，选择性损毁其伏隔核而非其他脑区，可以有效地治愈其成瘾行为[4]。然而，成瘾者想要戒断往往会面对很大的困难，就像面对一场敌众我寡的战斗或尝试忘记一段痛苦的回忆一样。成瘾者最难应对的是对药物的渴求感，他们往往会沉浸在这种感觉中而无法想象或做其他任何事情。更严重的是，如果其间发生了任何与上次服药相关的事件，成瘾者对药物的渴求感则会变本加厉。吸烟者习惯饭后一支烟，而在戒烟后他们会发现，午饭后的时间往往最难熬，因为满脑子都是想要吸烟的冲动。实际上，药物渴求感以及与之相关的冲动想法不仅限于药物成瘾者。炎炎夏日，当我们在野外徒步时忘记带水，在太阳的炙烤下，喝水的念头，或者更准确地说，强烈而带有不快的对水的需求感（渴求感）会逐渐占据我们的内心，令我们无法思考其他任何事情。无论是落日美景还是美味比萨，都无法令我们停止这种不快的感觉，直至对水的需求感得到满足。

大脑经过高度进化产生了这样一种奖赏行为控制系统，能够在极度口渴的情况下产生强烈的不愉快感。原因很简单，如果几天不喝水，人就会死亡，因此大脑中必须有这样一个功能区域，时刻提醒我们满足喝水这一生存必需的基本需求，而令人成瘾的药物正是改变了同样的大脑功能区域。人类时刻都在环境中寻找着维持生存所必需的要素，如食物和水，因为这些生存要素能够激活大脑控制奖赏行为的关键细胞：腹侧被盖区的多巴胺能神经元。这些神经元通过释放多巴胺能激活与之连接的下游脑区，如伏隔核区。各个脑区神经元的相互连接及相互作用共同组成了脑内奖赏回路。多巴胺能神经元只对维持生存必需的要素起反应，如食物、水、体温维持及性需求。试想，如果一种化学物质，无论是在自然界中发现的还是实验合成的，它能够进入脑内的奖赏回路并激活多巴胺能神经元，那将会导致什么样的后果？事实上，致人成瘾的药物或许"劫持"了脑内这种作用机制。尽管不同成瘾药物的分子靶点不同，造成的行为各异，但它们都能够驱动多巴胺能神经元活性从而增加脑内多巴胺的释放——百忧解等非成瘾药物则无法产生这种效果[5]。

人在进食或饮水时，多巴胺的释放仅能维持半小时左右，而成瘾药物进入大脑后可以导致多巴胺释放持续数小时[6]。多巴胺的大量释放一开始会给人带来极大的满足感，好比酷热的徒步旅行后喝到一杯冰爽的饮料。长期使用如可卡因或奥施康定等成瘾药物之后，它们会作用于脑内的奖赏回路，大脑会误认为这种促成多巴胺释放的物质是维持生命的必需品。事实上，即使是首次使用可卡因或奥施康定等成瘾药物，这些药物也可以增强脑内多巴胺能神经元与下游神经元之间的突触连接[7]。在这种情况下，药物引起的突触可塑性变化会不断驱使成瘾者持续寻找并使用成瘾药物，而非仅仅形成一段新的记忆而已。

脑内的奖赏回路是一个精准调控的平衡系统，能够优先发现环境中对生存至关重要的要素，如食物和水，然后通过让人产生愉悦感的正反馈来持续寻找这些要素。成瘾药物会改变这一回路中的突触连接，进而导致灾难性后果。对于药物成瘾者而言，生活中的任何事物在成瘾药物面前都失去了价值和意义，成瘾药物成为他们赖以生存的最重要的东西。

科学家为实验动物设计了一套系统：当动物感到饥饿或口渴时，按压笼中的杠杆便可得到食物或水。如果将按压杠杆的奖赏换成人类所使用的成瘾药物，即使存在种种阻挠和障碍，动物同样会不顾一切地按压杠杆以获得这些药物[8]。因此，我们可以通过设计精巧的实验来研究成瘾药物改变动物大脑的机制，以促进对人类药物成瘾的理解。动物实验结果清晰地展示了成瘾药物如何改变脑内奖赏回路的突触连接。在药物成瘾的不同阶段，脑内奖赏回路的某些特异类型神经元会发生突触增强的现象。腹侧被盖区的多巴胺能神经元中，突触可塑性变化出现在动物使用成瘾药物后的数小时内，而这一过程与记忆的形成高度类似。值得注意的是，动物在饥饿的情况下寻找食物时，同一脑区的神经元之间的突触连接会增强，但这种增强只能持续几天。与之相比，可卡因激发的突触可塑性变化可以持续数月之久[9]。

　　神经元突触连接的快速改变可以看作大脑"学习"的一种形式，尽管它发生在无意识的状态下，且人无法感知大脑在这一过程中发生的细微改变。即使不能将这种快速的突触可塑性变化直接等同于药物成瘾——事实上大部分药物在反复多次使用后才会成瘾——但腹侧被盖区神经元突触连接的改变或许可以看作药物依赖性阈值的降低，或使人在再次接触成瘾药物时希望继续使用药物[10]。相对而言，一次药物使用的经历不会改变伏隔核区神经元的突触连接，只有在反复使用药物之后，药物依赖的突触可塑性变化才会发生。如果在使用一段时间成瘾药物后想戒断，那么潜藏的突触可塑性变化会发挥作用，让人产生对成瘾药物的渴求感[11]。在药物戒断时期，对成瘾药物的渴求感会慢慢变得越来越强烈。与之相对应的是，腹侧被盖区多巴胺能神经元与下游神经元的突触连接会持续增强[12]。事实上，这种可塑性变化一旦形成，便很难消除，反而会慢慢增长，并会持续维持下去，就像难以抹去的长期记忆一样。长期使用成瘾药物之后，大脑已被彻底改变。

　　尽管药物成瘾导致大脑改变的机制中仍然存在很多未知，但脑内奖赏回路神经元突触可塑性变化被公认为是一大罪魁祸首。药物成瘾者能否成功戒断？成瘾药物改变的大脑能否恢复如前？药物成瘾造成的大脑可塑性变化为我们解释了戒断和远离成瘾药物为何对成瘾者来说如此困难。药物成瘾者脑内奖赏回路的突触发生了永久的改变，很难恢复如初，就好比我们无法轻易地改变或者忘却一段已经形成的记忆一样。然而，正如药物能够快速且彻底地改变大脑，我们也应当能够发展出新的治疗手段，针对性地改变大脑突触，继而治愈药物成瘾。

令人感到鼓舞的是，动物实验结果表明，我们能够通过实验手段选择性弱化成瘾动物脑内奖赏回路的神经元突触。比如，某些药物可用来逆转可卡因成瘾所造成的动物脑内突触可塑性变化[13]。电刺激疗法已被广泛地用于治疗脑部疾病，如帕金森病，其他类似的新手段也可以用来刺激脑内奖赏回路[14, 15]。随着新方法的不断涌现，我们有理由相信，改变成瘾大脑的突触将成为可能；我们也坚信能够找到新的药物和干预手段，彻底地逆转药物成瘾造成的严重后果。

信号

神经元之间的隐秘对话

SIGNALING

与计算机相比，人脑的计算并非又慢又不准确，而是兼顾了速度和准确性，同时还会利用数量众多的神经元及神经元之间的连接进行大规模的并行任务处理。

09
为什么我们总是喜新厌旧

● 英迪拉·拉曼（Indira M. Raman）

美国西北大学神经生物学教授，曾获神经科学研究生课程卓越教学奖

幸福，可以说是我们每个人都在追求的目标。我们常常认为，如果能做出正确的抉择，便会获得足够的满足，比如舒适感、满足感、温情及其他一些愉悦感，这样我们就会感觉幸福。但实际上，即使是最令人愉悦的体验，也常常转瞬即逝，而且我们会逐渐产生厌倦，转而渴望新事物的刺激。作为一名神经科学家，我常常在想：满足感的短暂易逝能否真正避免？它能否揭示大脑的工作模式，以帮助我们找到处理满足感的方式？

大脑时刻都在自然地运转，我们几乎无法置身事外地进行思考。当我们考虑做某件事时，大脑的基本工作模式就是感知，进而进行分析及评估；而通过评估，大脑会做出决定。这项工作由神经系统中的神经元来完成。神经元感知并呈现来自外部世界和内心世界的输入，分析数据，然后通过恰当的行为来响应。涉及运动时，神经元会发出信号促使肌肉收缩，以完成动作。输入是感觉，分析是联想，输出是运动。"感觉–联想–运动"三联体其实就是神经系统版的感知、评估和行动。

那么，神经元是如何探测及分析世界上正在发生的事情的呢？最简单的解

释就是，它们首先依赖感觉信息。我们的眼睛、耳朵、鼻子、舌头及皮肤等感觉器官上含有感受器细胞，可以接收外界信息。这些细胞的细胞膜上分布着微小的蛋白质分子，能接受外界的物理刺激，如光、声、化学物质和热等，并将其转化为大脑的语言——动作电位的电信号。带电粒子（如钠离子和钾离子）通过转导蛋白连接的微小通路或离子通道进出细胞。离子的运动产生电信号，而电信号通过其他离子通道蛋白沿着神经元传递，最终导致神经递质的释放。下一个神经元通过受体蛋白接收神经递质，这些受体蛋白本身也是离子通道或与离子通道偶联。我们的感知能力主要依赖于体内的这些离子通道蛋白。

有趣的是，几乎所有上述蛋白质都会对刺激的变化做出反应，但在长时间持续不断的轻中度刺激下，它们当中的许多通道会完全关闭，阻止离子通过。我们将此过程称为适应，或脱敏、失活，这取决于其物理基础。什么是适应呢？举例来说，当你从一个光线明亮的空间进入一个光线昏暗的房间时，这个房间起初看起来很昏暗，但一段时间之后你就不再觉得昏暗，光线似乎也正常了。只有当你回到阳光下时，光线变化才能让你意识到房间之前的昏暗，或现在的光明。同样，大多数人进入餐馆后会很快适应餐馆中烹饪的气味，在炎热的天气里跳进凉爽的游泳池也不觉得冷，或者自己早已习惯屋里冰箱"嗡嗡"的背景声。气味、温差或噪声，经过短暂的体验后，除了极个别情况，对大多数人来说，它们都将变得难以察觉且不易为人注意。换句话说，人们已经习惯了。部分原因在于我们身体中的适应性离子通道的调节，导致我们对许多事物的感知是通过其与之前事件的对比，而并非通过其绝对值[1]。

目前，研究人员已经能够通过稳定视网膜上的图像来证明这种现象。眼睛通常是以所谓的"微眼跳"的方式扫视四周，使得视网膜细胞可以比较明暗环境中反射出的不同光线。视觉神经科学家通过监测人的眼球运动和相应的移动投射图像发现，当图像被人为地固定在视网膜某一固定位置时，被试"看到"的图像将会消失[2]。因此，没有明暗和动静的对比，世界将变得一片灰暗。换句话说，变化不仅仅是生活的调味品，也是我们感知世界的根本所在。

这种对变化的敏感和对静态的不敏感并不仅局限于感受器水平。在大脑深处，几乎每个神经元都有多种离子通道蛋白，尤其是诱发动作电位的钠离子通道和终止动作电位的钾离子通道。钠离子通道和钾离子通道种类繁多，其中许多会失活。也就是说，它们会随着使用而自行关闭。因此，即使神经递质对神经元进行长时间或重复的刺激，离子通道由于自身固有特性也会限制动作电位的生成。例如，对一些神经元来说，在不断的刺激下，其钠离子通道会失活，动作电位很难生成[3]。同时，特定的钾离子通道通过逐渐增加其离子流，在生成几个动作电位后有助于减缓或切断神经元信号的传递。由于钠离子和钾离子之间的这种相互作用，神经元仅在刺激开始时产生电信号，这一作用过程即被称为适应。尽管也有例外，但大脑皮层和海马的大多数主要兴奋细胞，尤其是接受兴奋性刺激的神经元，更易于适应[4]。尽管我们并不知道这些兴奋性神经元携带何种信息，但它们对刺激强度变化的反应最强烈[5]。

同样，神经递质受体蛋白也可以经历脱敏：当持续不断的刺激到达神经元时，它们的离子通道会关闭[6]。神经元还有一种有趣的能力，即能在几天或更长一段时间内对持续增加的神经递质刺激做出反应，可能是通过特定的神经回路发出强烈的信号来实现的——通过单纯地消耗自己的神经递质受体，以减少细胞表面可用的受体。从某种程度上来说，这种机制可能是药物耐受、药物滥用甚至辛辣食物耐受的原因[7]。当神经递质释放水平下降时，特定的神经元又可以通过产生更多的受体蛋白和相关的离子通道来响应刺激。通过这种方式，过度刺激会使神经元调节到正常程度，而低强度刺激则会构建出对微小的信号格外敏感的神经回路。各种各样的细胞反馈系统利用钙离子的特殊生化性质，使得神经元能够在过多和过少之间找到最佳设定点。当最初的愉悦或厌恶刺激一次次袭来，这些机制就会发挥作用。当大脑找到合适的设定点时，最初那种强烈的感觉就会逐渐消失[8]。

反复的刺激会削弱感知，发生变化之后会再次恢复，整个生物体就是以这样的方式产生波动的感受。海兔就是一个实例。最初，海兔会因轻微的触碰而缩鳃，但经过一系列无害性触碰后，海兔会习惯并停止缩鳃，直到遇到击打等伤害性刺激时它们又会恢复缩鳃反应[9]。在另一个实验中，饥饿的老鼠会为了获得各种食物而付出努力，而已经吃饱的老鼠只会在食物特别美味时才愿意付诸行动。通过药物干扰老鼠的先天阿片类受体和多巴胺受体，可以降低其对食物的渴望，因为阿片类物质和多巴胺是神经回路中能发出奖赏信号的神经递质。也就是说，对食物的期待和进食过程刺激了奖赏回路，继而能产生满足感。对吃饱的老鼠来说，只有当食物比之前的更美味时，奖赏回路才会受到刺激[10]。换句话说，没有必要为甜点留肚子，只要它比之前的更美味，吃的时候同样会感到愉悦。

此外，熟悉的刺激及其产生的体验可以引发离子通道和神经递质受体的修饰（modification），从而改变整个神经回路。事实上，包括人类在内的许多动物的大脑中，某些神经回路非常擅长预测已知刺激的结果，它们发出的反向信号可以主动抵消对正在发生之事的感知。有机体甚至察觉不出正在发生的事情，直到情况发生变化或产生意外的干扰[11]。对于那些稳定、熟悉、可预测且无害的信息，我们能逐渐习惯并最终忽略其存在。这种行为很有益，它提供了一种进化优势。假如我们每天时时刻刻都在持续关注衣服轻触自己的感觉或洗涤剂的芳香，这会分散我们的注意力，甚至会干扰我们对重要信息的感知能力，如有人轻拍我们的肩膀。事实上，无法预测和无法适应可能是导致孤独症谱系障碍（ASD）等病症的一个因素[12]。此外，向大脑发送信号来报告已知信息也是一种浪费。当离子从细胞中出来传递信息后，它们还要回到之前的位置。也就是说，为了产生动作电位，钠离子进入神经元，钾离子从神经元中泵出，这一过程完成后，还需要消耗能量将钠离子从神经元中泵出，并将钾离子泵回神经元，因此，最节约能量的方法就是不产生无信息价值的动作电位。

这是否意味着，只有新奇的事物最重要，一旦这种体验消失，所有熟悉的事物都将被抛弃？答案是否定的，我们完全可以根据大脑的运作方式找到通往幸福的钥匙。感受熟悉刺激的能力通常可以通过使用简单的口腔清洁剂来恢复。口腔清洁剂可以使人从脱敏状态恢复过来，以加强后续体验。

在我看来，大脑的感知能力在一定程度上对如下问题进行了解释，即为什么我们付出努力去获得长期的满足，但在很大程度上都并不令人满足。原因在于，大脑是按信号强度进行评分的，它不断地将当下与之前发生的事情进行比较，所以幸福的秘诀很可能是不幸福。当然并非一点儿也不幸福，而是说短暂的寒意可以让我们感受温暖，饥饿感可以让我们感觉到饱足之美好，经历近乎绝望的时刻可以让我们体验胜利的惊人喜悦。因此可以说，满足是通过对比来获得的。

10
人机能力大比拼

● **骆利群**（Liqun Luo）

美国国家科学院院士、斯坦福大学神经生物学教授、杰出华人科学家

大脑的结构十分复杂。人的大脑约有 1 000 亿个神经元，而这些神经元在大脑中可以形成约 100 万亿个连接。人们常将大脑与拥有超强计算能力的复杂系统——计算机进行比较。二者都包含大量的基本单元，分别是神经元和晶体管。这些基本单元互相连接构成复杂的回路，处理以电信号方式传递的信息。从宏观来看，大脑和计算机的架构非常类似，由可用于输入、输出、中央处理和记忆存储的大量独立回路组成[1]。

哪种系统解决问题的能力更强呢，人的大脑还是计算机？鉴于过去几十年计算机技术的迅速发展，你可能会认为计算机更具优势。的确，在一些复杂游戏中，通过组装和编程，计算机已经能够击败人类高手，如 20 世纪 90 年代的国际象棋比赛及近年来与 AlphaGo 的围棋对决，还有知识竞赛类电视节目《危险边缘》（*Jeopardy*）。然而，人类在面对许多现实世界的任务时仍远胜计算机，比如在拥挤的城市街道上识别出一辆自行车或特定的行人，或者端起一杯茶并将其平稳地送到嘴边饮用，更不用说大脑的抽象能力和创造力。

那么，为什么计算机擅长完成某些特定的任务，而人的大脑在其他技能

上则更加出色呢？通过将计算机和人的大脑进行对比分析，计算机工程师和神经科学家从中得到了启示。著名的博学家约翰·冯·诺伊曼（John von Neumann）精练而影响深远的著作《计算机与人脑》（*The Computer and the Brain*），从现代计算机应用初期就进行了此种对比。他在 20 世纪 40 年代开创的计算机结构仍是大多数现代计算机的基础[2]。让我们通过具体数据来比较人的大脑与计算机的异同（见表 1）。

表1　计算机与人的大脑对比

性能指标	计算机[a]	人脑
基本单元数量	近 100 亿个晶体管[b]	约 1 000 亿个神经元 约 500 万亿个突触
基本运算速度	100 亿次 / 秒	<1 000 次 / 秒
精确度	约 1/43 亿（32 位处理器）	约 1/100
能耗	约 100 瓦特	约 10 瓦特
信息处理模式	多数为串行	串行及大规模并行
单个单元的输入 / 输出数量	1~3	约 1 000
信号模式	数字	数字和模拟

注：a. 基于 2008 年个人计算机数据。b. 在过去的几十年中，单个集成电路的晶体管数量每隔 18 ~ 24 个月便会翻倍；近些年，由于能耗和热耗的限制，晶体管的数量增长态势逐渐减缓。

资料来源：John von Neumann, *The Computer and the Brain* (New Haven: Yale University Press, 2012); D. A. Patterson and J. L. Hennessy, *Computer Organization and Design* (Amsterdam: Elsevier, 2012).

计算机在基本运算速度方面拥有巨大优势，大脑难以企及。现今的普通个人计算机能以每秒 100 亿次的速度执行基本算术运算，如加法[3]。对于大脑，我们可以通过神经元相互传递信息和通信的基本过程来估算其基本运算速率。例如，神经元"诱发"动作电位，即在神经元胞体附近放电，并沿着轴突传递到下游神经元，信息按放电的频率和时间进行编码，神经元放电的频率最高约为 1 000 次 / 秒。

再比如，神经元主要通过轴突终末的突触释放神经递质，将信息传递给下游神经元，下游神经元在突触传递的过程中将化学信号重新转换为电信号。突触传递最快约需要 1 毫秒。因此，无论是放电还是突触传递，人的大脑每秒最多可执行约 1 000 次基本运算，速度大约是计算机的千万分之一[4]。

计算机在基本运算的精确度方面同样拥有巨大的优势。计算机可通过位数，即二进制数字（0 和 1）来表示不同精确度的数字。个数字的位（bit）来表示不同精度的数字。例如，32 位数字精确度可达 $1/2^{32}$，即约 43 亿分之一。实验表明，由于生物噪声，神经系统中的大部分数值可能会上下浮动几个百分点，如用于表示刺激强度的神经元发射频率，其精确度最高只能达到 1/100，仅仅约是计算机的 1/4 300 万[5]。

大脑的计算表现，既不算慢也还算准确。例如，职业网球运动员可以追踪时速 257 千米的网球的运动轨迹，跑到球场最佳位置，挥动手臂甩动球拍，将球回击给对方，而这一系列动作仅在几百毫秒内完成。另外，大脑完成上述所有任务，包括计算信息和控制身体完成动作，其消耗的能量大约只有计算机的 1/10。那么，大脑是如何做到的呢？

计算机和大脑之间的一个重要区别在于两个系统内部处理信息的方式不同。计算机主要以串行步骤执行任务，计算机工程师也是通过创建顺序指令流来进行编程的。由于连续串行，步骤中产生的误差会累积和放大，所以这种串行级联运算对每个步骤的精确度要求极高。大脑也利用串行步骤进行信息处理。在刚才提到的回击网球的例子中，信息从眼睛传递到大脑，然后再从大脑传递到脊髓，以控制腿部、躯干、手臂和手腕的肌肉收缩。

然而，与计算机不同的是，大脑同时也利用数量众多的神经元及神经元之间的连接进行大规模的并行任务处理。例如，视网膜中的感光细胞捕捉到移动的网球后，会将光信号转换为电信号。这些信号被并行传递给视网膜中多种不同类型的神经元。当源自感光细胞的信号经过视网膜中两三个突触时，并行神经回路已经提取了网球的位置、方向和速度等信息，并将这些信息并行传输至大脑。同样，运动皮层通过并行输送方式发送指令以控制腿部、躯干、手臂和手腕的肌肉收缩，从而使身体协调运动，以最佳姿势回击飞来的网球。

大脑之所以可以执行大规模的并行任务，是因为每个神经元都可以从许多其他神经元那里接收并发送信息。哺乳动物的神经元输入和输出数量平均均为 1 000 左右，而每个晶体管仅有 3 个用于数据输入和输出的节点。单个神经元可以将信息同时传递到许多并行的下游路径。同时，处理相同信息的众多神经元可以将输入信息整合到相同的下游神经元。这种整合特性大大提高了信息处理的精确度。例如，由单个神经元传递的信息可能含有噪声，假设误差为 0.01；通过读取 100 个携带相同信息的神经元输入信息的平均值，下游神经元能以更高的精确度提取信息，此时，误差降至 0.001。[6]

计算机和大脑的基本单元的信号模式既有相同点又有不同点。晶体管采用数字信号，使用离散值（0 和 1）来表征信息。神经元轴突中的电信号尖峰其实也是一种数字信号，因为神经元在任何时候不是释放电信号尖峰就是处于静息状态。当神经元释放尖峰时，信号的大小和形状大致相同，这些特性有利于电信号的远距离传递。

神经元也利用模拟信号——连续值来表示信息。一些神经元并不放电，如视网膜中的大多数神经元，它们的输出信息是通过分级电信号进行传递的。与神经元放电不同的是，这种电信号的大小可以不断变化，能承载更多的信息。神经元的接收端（信号接收通常由胞体发出的树突进行）也使用模拟信号来整合数以千计的输入，使树突能够执行复杂的计算[7]。

大脑的另一个显著特点是，神经元之间的连接强度可以通过活动和经验进行修改，这一点可以在回击网球的例子中得到体现。神经科学家普遍认为，这种特性是学习与记忆的基础。重复训练可以使神经元回路更好地执行任务，从而显著提高速度和精确度。

在过去的几十年里，工程师通过研究人脑获取灵感来改进计算机的设计。现代计算机设计中都融入了并行处理技术，并能根据实际应用来调整连接强度。例如，增加并行性，即在单个计算机中使用多核处理器，已经是现代计算机设计的趋势。再比如，机器学习和人工智能领域的"深度学习"近年来取得了巨大的成功，并且促进了计算机和移动设备中的物体识别和语音识别的快速发展，这都得益于对哺乳动物视觉系统的研究[8]。

与哺乳动物视觉系统一样，深度学习采用多层结构来表示越来越抽象的特征，如视觉对象或语音，并且通过机器学习来调整不同层之间的连接权重，而不是依赖工程师的设计。这些最新的进展已经扩展到了计算机执行任务的指令表中。不过，人的大脑依然比最先进的计算机更具灵活性、普适性和学习能力。

借助计算机，神经科学家将逐步发掘大脑更多的奥秘，这也将有助于激发工程师的灵感，促使他们进一步改进计算机的结构和性能。在特定的任务中，无论大脑和计算机谁将胜出，跨学科的交融无疑将推动神经科学和计算机工程的发展。

11
从恒星到神经递质

● 所罗门·斯奈德（Solomon H. Snyder）

约翰斯·霍普金斯大学医学院神经科学教授（其研究对分子神经科学影响深远）

我到约翰斯·霍普金斯大学任教是在 1966 年，在那里遇到了著名的神经生理学家弗农·蒙卡斯尔（Vernon Mountcastle），并同他探讨了我之前在美国国家卫生研究院进行的不同神经递质作用的研究工作。当时我认为还存在大量尚未发现的神经递质，但弗农却提出质疑："为什么大脑需要那么多兴奋性递质和抑制性递质？"在他看来，大脑只需一种兴奋性递质和一种抑制性递质就够了。我没有提出强烈的反驳，只是觉得神经信号传递远比单一的兴奋或抑制作用更微妙，也更复杂。

在推测大脑神经递质种类的数量之前，我们需要先明确神经递质的含义。神经科学家对此争论了近 100 年，至今仍未得出定论。目前的共识是，神经递质是一种储存在神经元中的物质，当动作电位被诱发时，它们会从神经元释放，继而作用于邻近的神经元或其他细胞，如肌细胞、神经胶质细胞，引起神经兴奋或抑制。不同的科学家采用标准的严格程度各不相同。就本文而言，神经递质是指储存在神经元中，可被释放且能对其他细胞产生某种作用的物质。

我第一次接触到神经递质是与朱利叶斯·阿克塞尔罗德（Julius Axelrod）

一起在美国国家卫生研究院工作期间。朱利叶斯一直致力于研究哪些物质具有神经递质的特性。1970年，他与乌尔夫·冯·奥伊勒（Ulf von Euler）和伯纳德·卡茨（Bernard Katz）一起获得了诺贝尔生理学或医学奖。冯·奥伊勒已经证实去甲肾上腺素是交感神经元的神经递质。当出现潜在危险时，交感神经元会下意识地调节身体的战斗或逃跑反应[1]。卡茨则利用神经和肌肉的电信号记录证明，突触囊泡的球状结构中储存有乙酰胆碱。乙酰胆碱从这些小囊泡中释放出来形成离散粒子，被称为量子，与单个囊泡的内容物相对应[2]。科学家一致认同去甲肾上腺素和乙酰胆碱均为神经递质，而另一种分子5-羟色胺（血清素）由于其储存、释放和作用方式与去甲肾上腺素非常相似，因此即使没有确凿的证据，大多数人也认为它是一种神经递质。

许多神经科学家认为，神经递质的结构中存在含氮的胺，但也有许多神经科学家并不认同此观点，因为很多研究表明，释放含胺的递质的突触只是一小部分。20世纪50年代中期，尤金·罗伯茨（Eugene Roberts）分离出了GABA（γ-氨基丁酸），这是一种神经系统特异性物质，可以减少神经元放电，因此被认为是一种主要的抑制性神经递质[3]。倘若磨碎整个大脑，我们将发现，GABA的浓度是单胺类的1 000多倍，这说明GABA至少从数量意义上来说可能是主要的神经递质之一。将GABA合成酶即谷氨酸脱羧酶在特定的神经末梢上进行可视化后，大多数研究者确信，含有GABA的神经元末梢形成了大脑的主要突触。时至今日，我们仍然很难判断大脑中各种神经递质所占的比例。最接近的推算是GABA占30%~40%[4]，其他胺类只占其中的百分之几，如去甲肾上腺素、多巴胺和5-羟色胺各占约1%，乙酰胆碱占约5%。

含抑制性神经递质GABA的突触在大脑中所占比例很大，这一观点使人们不再深究大脑中各种递质所占的比例。我们有理由认为，兴奋性突触和抑制性突触的数量相当。因此，如果含GABA的突触占总突触的30%~40%，那么单个或多个兴奋性突触所占比例应该与之相当。20 世纪 50 年代及 60 年代早期，一些研究人员注意到，外加谷氨酸和天冬氨酸能诱发神经元尖峰放电，所以它们是兴奋性神经递质。

诚然，在体外谷氨酸能使神经元兴奋，但这并不代表它在脑内也能如此。谷氨酸是大脑中含量最高的物质之一，而神经科学家坚信神经递质是微量物质。由于谷氨酸在脑中的大量存在，所以当时许多人拒绝承认它是一种神经递质。最好的鉴定方法便是标记谷氨酸，通过可视化方式确认其储存在囊泡中，然后对含谷氨酸的神经末梢进行计数，但这在当时很难实现。时至今日，大家已普遍认为这些氨基酸，尤其是谷氨酸和 GABA，是主要的神经递质，而谷氨酸是主要的兴奋性神经递质。

胺类和氨基酸类神经递质的种类数量寥寥无几，这导致科学家认为大脑中存在的递质类型不会超过六种。1970 年，苏珊·利曼（Susan Leeman）的一份报告推翻了这一认识。该报告称，大脑中的一种肽类新分子（P 物质）的浓度很高，其性质表明它扮演着"传递者"的角色[5]。在瑞典，由肽化学家和药理学家组成的研究团队开始研究大脑中的几十种肽[6]。其中一些是为大家所熟知的激素，主要作用于胃肠道，如血管活性肠肽（VIP）、胆囊收缩素、胃泌素、促胰液素和生长激素抑制素等。研究人员推测，胰岛素和胰高血糖素等多肽激素可能是潜在的神经递质。促肾上腺皮质激素、生长激素和促甲状腺激素等垂体多肽在大脑神经元中选择性分布。此外，研究人员在下丘脑的神经元中也发现了一些特定的激素，如促甲状腺激素释放激素、促肾上腺皮质激素释放激素和生长激素释放激素。

瑞典的组织化学家托马斯·霍费尔特（Tomas Hokfelt）是丰富多肽递质库的关键人物，他将表达繁杂的多肽在脑中进行了定位。此外，人们还在大脑神经元中发现了脑外特征明显的多肽，如血管紧张素 II、缓激肽、降钙素、降钙素基因相关肽、神经肽 Y 和甘丙肽等，并认为这些物质均是神经递质。

神经递质的定义很严格：它必须储存在突触囊泡中，由突触囊泡与神经元外膜融合释放，并作用于邻近细胞上的受体。然而，气态物质一氧化氮作为气体递质的出现推翻了这一严格的标准：囊泡中没有一氧化氮储存[7]。一氧化氮是一种不稳定的气体，由一氧化氮合酶（NOS）催化精氨酸而形成。一氧化氮的背景值极低，其他气体递质，如一氧化碳和硫化氢也一样[8]。

气体递质作为神经递质家族的新成员，它们在功能和数量上都可能具有重要意义。例如，硫化氢通过修饰蛋白质靶点半胱氨酸上的巯基（-SH）传递信号，这一过程被称为巯基化[9]。人体中大约 35% 的甘油醛 -3- 磷酸脱氢酶（GAPDH）分子需要被巯基化，GAPDH 的活性会随之增加数倍，这对碳水化合物代谢有重要意义。因此，巯基化的调控很大程度上会影响细胞的整体状态。通过这种方式，硫化氢可以影响体内大多数细胞的各种代谢过程，而不仅仅是神经传导。

很多时候，我们只能推断而无法确定神经递质的种类和数量。著名的微生物学家乔舒亚·莱德伯格（Joshua Lederberg）喜欢用"象限"（limit）将多种多样的生物现象概念化。我清楚地记得，在 1980 年，当我进入乔舒亚的办公室时，他正沉浸在对天文学的热爱中，试图估算宇宙中恒星的数量。根据他的叙述，天文学家是根据已知恒星的数量和当下技术的限度来估算新恒星数量的。乔舒亚建议我将类似的计算方法应用于神经递质的估算中，尤其是神经肽。

目前，我们已知约有 50 种神经递质，但还有多少是目前的鉴定机制无法识别的，或当今科学家没有注意到的呢？我仍然不能给出确切的答案。此外，为什么我们需要这么多种神经递质依然是个谜。大多数神经科学家认为，不同的神经递质以独特的方式发挥着作用，如有些可能只在几毫秒到数十秒的不同时间内兴奋或抑制，另一些则可能触发与电信号无关的特殊生化反应。在后者中，也许存在无数不同的分子通路参与介导的精细神经元反应。某种递质可能会改变受体对其他递质的反应，或多种递质以组合方式发挥作用。人们分析了一系列不同的动作电位，推测出可能存在数十甚至数百种递质。

那在我看来，神经系统中存在多少种神经递质呢？神经递质以胺、氨基酸、肽和气体等形式存在。正如人们猜测的那样，胺、氨基酸和气体物质的种类明显有限；相比之下，未发现的多肽类神经递质可能更多，而鉴定出其中大部分并非不可完成的挑战。利用现有的技术，我们应该能够识别出所有组织尤其是大脑中的生物活性肽。据我推测，神经递质种类的总数终究有限，也许不会超过 200。解决这一问题，将极大地推动我们对神经冲动传递及神经功能的认识。

主题 3

传感

了不起的感觉
和学习过程

ANTICIPATING,
SENSING,
MOVING

大脑不仅能够在接受自己与周围世界的信息后指导一组运动行为，还能预判未来可能发生的事件。当计划的运动轨迹出错时，我们就会打翻手中的咖啡杯。

12

眼睛"知道"什么对我们有好处

● 阿尼鲁达·达斯（Aniruddha Das）

哥伦比亚大学神经科学副教授

对我们来说，视觉系统就是一个功能强大的视频系统，它能清晰、真实地记录我们所看到的场景。不过，视觉在某些方面也存在缺陷，例如，我们很难通过视觉来判断光的强度和光谱的准确信息。虽然在判断光的强度和光谱方面有些不足，但我们可以通过视觉毫不费力地判断出汽车的运行速度，或快速识别出已成熟的水果。视觉识别是一个有目的的生物过程，可以帮助我们快速地提取有用的信息，而忽略一些无用的信息。

视觉起始于眼睛[1]。为了能更好地了解视觉的产生机制，我们必须深入研究眼睛的解剖结构。光线聚焦在眼睛后部的视网膜上，并通过光感受器细胞（视杆细胞和视锥细胞）转化为电反应，该过程有点儿类似于照相机的工作原理。视网膜上的光感受器细胞以适当的方式进行空间排布，以更好地感知由角膜和晶状体等传递来的视觉信息。每一个细胞只对投射到自己区域的一小块图像做出反应。这些反应并非直接从眼睛传递到大脑，而是先由视网膜内复杂的多层神经网络进行处理，再通过视网膜神经回路的最后一环——视网膜神经节细胞将信号传出。视网膜神经节细胞的输出纤维，即轴突，将电信号传递到大脑。

视网膜神经回路中的图像处理是通过视觉"感受野"的信号转换实现的[2]。感受野指的是最能驱动神经元的视觉空间和视觉刺激模式的特定区域，通常记录视锥细胞细胞膜的电压变化。视锥细胞只对视觉空间信息中特定区域的光刺激做出反应。增加感受野的光的亮度会提高视锥细胞的反应强度，直到达到饱和状态。视网膜中含有约 1.2 亿个感光细胞，而特定区域的光刺激仅能引起相应感受野中感光细胞的激活。在输出端，视网膜神经节细胞结合了数个到数百个独立的感光细胞的电信号。这些感光细胞接收到的电信号在神经节细胞中并非简单地叠加。

在神经节细胞中，输入信号是以环形对称、拮抗的方式进行重新排布的。这种向心性叠加的方式使得光刺激仅引起一个方向上视网膜神经节细胞的电压改变，而环形的信号输入则会促使视网膜神经节细胞的电压翻转。这种运作模式也适用于视锥细胞。因此，视网膜神经节细胞可能对感受野中央区域的红光刺激产生反应，却被周围的绿光刺激所抑制；或者对感受野中央区域的蓝光刺激有积极反应，却被周围的黄光刺激所抑制。这种复杂的拮抗性中心环绕反应模式勾勒出了输出视网膜神经节细胞的感受野。

视网膜神经节细胞中有一种非常重要的细胞——中央巨型细胞，或称中央大细胞，这种细胞对感受野中央区域的亮斑能产生强烈的反应，但会被外周区域的亮斑所抑制，且与亮斑颜色无关。当出现一个稳定的亮度梯度时，中心区域和外周输出的信号能够相互抵消，中央巨型细胞将不被激活。通过研究这些细胞对光刺激的反应，我们可以更加清晰地认识到视觉的处理过程（见图 6）。

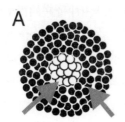

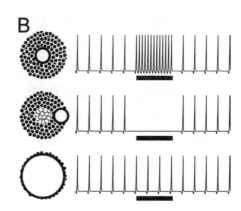

中央巨型细胞　　　外周环绕的视锥细胞

A　感受野示意图。细胞接收来自感受野中央区域的对红光、绿光和蓝光敏感的视锥细胞的混合视觉输入信号。它们的输入信号叠加提供了"开"的中央信号反应。这些输入由来自外周环绕的对红光、绿光和蓝光敏感的视锥细胞的混合视觉输入信号来平衡。这些输入能引起相对于中央的信号转换，并构成"关"的外周信号反应。

B　细胞对光的反应示意图。细胞通常以一定的基准频率稳定而持续地自发放电。图中黑线表示的时间段内，光点照射在中央区域，"唤起"高频的放电活动（上图）。光点照射在外周区域，则会减少或抑制放电（中图）。中央区域照射引起的兴奋与外周区域照射引起的抑制会相互抵消，所以，覆盖整个感受野的光刺激基本上不会改变放电频率（下图）。

图6　中央巨型细胞的感受野

　　为了对感受野的功能有更深入的了解，我们需要一个理想的研究模型，青蛙就是一个不错的选择。青蛙的眼睛结构和对光刺激的反应与人类极其类似，它具有与人类类似的光学聚焦元件——视杆细胞和视锥细胞，同时也有负责视觉输入的视网膜神经回路和负责视觉输出的视网膜神经节细胞的视神经纤维。这些组分构成了青蛙的视觉系统。1959 年发表的经典论文《青蛙的眼睛告诉青蛙大脑的事》（*What the Frogs Eye Tells the Frogs Brain*）的作者发现，视神经纤维的电反应可以分为几种主要类型[3]。速度最快的一类视神经纤维能够对突然变暗的视觉刺激产生反应，这类刺激类似于猛禽朝青蛙俯冲带来的视觉刺激信号。另一类视神经纤维似乎是一类"昆虫检测器"，它们在黑暗中能够对昆虫大小的光斑刺激及光斑运动产生最佳反应。这很好理解，因为对青蛙来说，只有当昆虫移动时才能够吃到它们；如果青蛙周围的昆虫被固定住，那么青蛙就会饿死。还有一类视神经纤维对感受野边缘区域的变化反应最为强烈。尤为重要的是，这类输出神经元只对其偏好的视觉刺激形状或图案产生反应，而不受整体光照亮度的影响。研究人员发现，即使光照强度从明亮的白炽光照射下降到肉眼几乎看不见的程度，功能正常的神经元仍然能维持其对视觉刺激形状或图案的偏好。

我们人类对视觉的需求与青蛙完全不同。发现飞虫和躲避猛禽的攻击并不是我们生活的核心。人类、人类的灵长类祖先以及相关的物种利用视觉处理周围更广泛的目标才存活了下来，如识别其他动物是否危险，确定它们的运动速度，判断水果是否已成熟，或者确定某棵树有多高、离得多远等。

在讨论这些复杂的问题之前，我们需要先考虑一下视觉系统如何解析眼前的视觉场景，并将不同的物体从视觉场景中区分开来。视网膜的视觉处理很好地完成了这项任务。视觉世界的本质特征起始于视网膜将事物分离成单个个体。图 7 是我在哥伦比亚大学医学院的办公室拍摄的哈得孙河的一张照片。这张照片向外延伸，其视觉特征在空间中的变化非常缓慢，且被视觉边缘包围，这些边缘通常会将物体与其周围环境分隔开来。我们可以在这张照片中看到自然景观部分——天空和云彩，也可以看到建造景观部分——道路、建筑或汽车。我们即刻能够明白感受野的功劳：对于均一的视觉刺激，如照片中的天空、河水或建筑墙壁等，中央巨型细胞将保持"沉默"；但它们会在一定程度上对云朵蓬松的边缘做出反应，并对河岸或墙壁边缘产生强烈的反应。

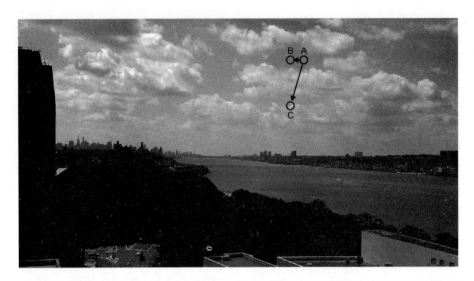

相邻区域的亮度可能相同 (圈 B 相对于圈 A); 而离得越远, 这种可能性就越小 (圈 C 相对于圈 A)。

图7　从哥伦比亚大学医学院的办公室向外看到的景象

　　视觉场景与视网膜细胞之间存在紧密的联系, 且保持着高度的一致性。我们通过视觉不仅可以对所观测的物体进行定性分析, 还可以进行准确的定量分析。在某个场景中, 如果某光点具有特定的亮度, 我们可能会问:"发现另一处相同光点的概率是多少? "视觉图形同样能够用一种被称为"空间频率"的方式进行解析, 该方法可以分析视觉特征在空间内的变化速度。正因为如此, 我们可以很容易获悉照片中所有物体的波动模式, 如哪些是缓慢的波动, 哪些是适度或快速的波动。通过大量的分析我们发现, 类似于天空这样的场景显示出缓慢的波动变化; 而像云、树叶及墙壁边缘等, 则显示出越来越快的波动变化。视觉科学家统计了大量的视觉场景, 他们的统计结果都非常一致。更令人感到吃惊的是, 不论是自然环境还是建造环境, 其统计结果都非常相似。

尤其需要注意的是，中央巨型细胞神经元对图像刺激的反应与这些场景统计数据完全相反。这说明眼睛中的视觉回路会忽略典型场景中的某些图像，而专注于不寻常或出人意料的图像。中央巨型细胞神经元对缓慢变化的视觉波动的反应最小，几乎仅仅达到这种缓慢的视觉波动刚好能被显现的程度。逐渐增加快速的视觉波动反应，即在一个典型场景中逐渐减少相应的波动能量，会使中央巨型细胞神经元的活力逐渐增强，直至到达最快速波动的部分，如树叶的纹理或墙壁的尖锐边缘。因此，从数学意义上来讲，视觉中的缓慢波动被拉平并被中央巨型细胞神经元的反应弱化，使得我们能够精确地识别出视野中物体发生变化的位置、物体的边界及形状[4]。

这同样有助于眼睛产生高度压缩图像的能力。来自视网膜中的约 1.2 亿个视杆细胞和视锥细胞的视觉信息，通常会被压缩 100 倍，然后传递到约 100 万条视神经纤维中。这样我们就能够非常灵巧地转动眼球，环顾四周，并从环境中获得所需的信息。我们无须将所有的视杆细胞和视锥细胞都单独连接到大脑区域，否则会形成一个烦琐复杂的通路，不利于我们观察环境的变化[5]。

在现实生活中，我们有时需要快速锁定目标，这同样非常重要。不仅如此，在昏暗或光线不好的场景中，我们也能快速锁定目标。我们之所以拥有这种"超能力"，是因为视网膜回路已经具备适应多种不同光照强度的能力，形成了不依赖光照强度的持续反应的视觉模式[6]。这种模式使得我们的视觉系统在相差 100 亿倍的光照强度范围内，都能很好地发挥作用。换个方式来讲，一张 JPEG 格式的图像只有 8 位，可以区分 256 个光强度；而 2017 年最专业的数码相机的动态范围约为 14 位，可转化成 2^{14} 个光强度，即 16 384 个光强度。这说明，我们的视觉系统可以毫不费力地在比最好的数码相机饱和度高100 万倍的光线下运作，也可以在这种相机能检测到的昏暗环境的 100 万分之一强度的光线下运作。这种模式对生存非常有利，能保证我们的祖先在明亮的阳光下及黄昏时分，都能够提防野兽的袭击或狩猎。同样，不论光线是亮是暗，我们都可以轻松地避开正在行驶的汽车。不过，这种对光的适应模式使我们很难对环境的光亮度进行量化。但这并不重要，因为对生存影响最大的是物体的大小、形状和位置，而不是周围光线的亮度。

视觉系统提取的重要视觉特征并不仅仅停留在眼睛，在大脑进行视觉处理的后期也可以看到。大脑中的神经回路更加复杂，其进化原理很难用数学方法进行描述和测试。进化很难撤销或操纵，所以我们不能"证明"视觉处理过程中的某个特定步骤是为了适应自然环境而进化出来的；但这种匹配又非常强烈，且符合我们的需求。试想一下，如果我们的眼睛跟青蛙的眼睛一样，专门用来探测移动的昆虫和俯冲的鸟类，那么我们将无法在这个复杂的世界中存活下来。同样，对于青蛙而言，如果用人类的视觉系统来识别俯冲的鸟类或移动的昆虫，则需要多花一秒钟的时间，这对青蛙而言或许意味着生死之别。因此，我们可以得出以下结论：为了适应环境，为了更好地生存下来，视觉系统一直在不断地进化。不仅仅是眼睛，视觉系统的所有组成部分都"知道"哪些对我们有益。

13
"格格罗"最想拥有的超能力

● **查尔斯·康纳**（Charles E. Connor）

约翰斯·霍普金斯大学医学院神经科学教授、肯尼迪·克里格研究所所长

对哺乳动物尤其是人类而言，视觉无疑是一种"超能力"。通过视觉，我们可以获取诸多信息，包括所处的环境、周围的事物、物体的大小等；我们还可以观察到正在发生的事情及猜测即将发生的事情。只要是我们视线范围内的物体，从几毫米近至几千米远，都能在我们的大脑中形成三维结构。我们通过观察物体的外部特征就能快速地辨别出它们是什么、质地如何、新旧程度、新鲜度等。除此之外，我们还可以判断这些物体的物化属性，进而对其进行精确地操控。更重要的是，我们可以通过视觉及时掌握他人的面部表情，从而判断出他们的喜怒哀乐和心理活动。因此可以毫不夸张地说，我们只需一张照片，不需要任何语言，便可以知道人们的内心想法。

虽然视觉对人类非常重要，但很少有人将其当作一种超能力。因为不只你能看见，别人也能看见。只要我们睁开双眼，就可以看到外部的世界，了解周围的环境，每个人都能轻易做到。因此，视觉通常被我们当成再普通不过的技能，或者根本不能算技能。

接下来，我将努力改变大家的这一观念，让大家知道视觉有多么不可思

议：它是一种毫无争议的超能力。想象一下我们到了一个新世界，那里有与人类差不多的生物，暂且叫它们"格格罗"吧。"格格罗"的智商、触觉、听觉、嗅觉及行动能力与人类一样，唯独视觉功能丧失。这样一来，"格格罗"只能通过听觉、触觉、嗅觉及味觉来感知外界环境。毫无疑问，身处在这样的世界里，我们就是超人，拥有超能力。我们只要睁开眼睛，就能准确地告诉"格格罗"近处有什么事物，远处有什么事物，轻轻松松地为它们描述出室内的场景及家乡的风景。由于视觉功能丧失，"格格罗"要想获取这些信息需要花费很长的时间和精力，而我们只需动动眼睛就能做到。由于拥有视觉这种"超能力"，我们不需要任何信息就可以知晓他人的年龄、长相、健康状况及当时的心情。更为神奇的是，通过视觉，我们还可以第一时间预测一些即将发生的事情，如可以在犯罪分子还没有使用武器时就做出准确判断，大大降低被袭击的概率。对"格格罗"来说，我们拥有它们无法用语言描述的神一样的智慧及能力，对它们来说，我们就是超级英雄。

于是，我们开始向"格格罗"解释"视觉"这种超能力，用我们依稀记得的高中书本知识给它们解释视觉是如何形成的：视觉的基础是光子——一种粒子或一种波，没有质量，但每秒可穿梭30万千米。对"格格罗"来说，光子的概念难以理解，就像我们很难理解"纤原体"①一样[1]。我们可以进一步给它们解释视觉形成的原理：光传播到眼睛的晶状体，发生折射后进而投射到视网膜上，视网膜细胞接受一定区域内光子的活化，形成一幅二维图谱。"格格罗"可能会问："然后呢？""然后就可以看见图像了呀！"你回答道，但"格格罗"并不明白"看见"到底是一个怎样的过程。我们每天都在做这件事，但并不会多想，也不会思考我们到底是如何"看见"的。我们还想继续跟"格格

---

①

midi-chlorian，源于《星球大战》系列电影。

罗"解释，但却发现，我们其实并不明白"看见"这个过程。对我们和"格格罗"来说，"看见"真的是一个谜。

为了解开"看见"这个谜，我们与"格格罗"告别，返回地球。临走之前，我们告诉"格格罗"，地球上有无数优秀的科学家，他们一定能详尽地解释"看见"是怎么回事，并允诺"格格罗"，一旦我们知晓答案，定会来告诉它们。返回地球后，我们开始查找相关书籍，阅读大量相关文献，随后从一本关于计算机模拟的书中得到启示[2]。这本书的作者 Y 教授是一位计算机领域的专家，可以帮助我们解决"格格罗"的困惑。我们找到了 Y 教授并阐述了跟"格格罗"解释视觉时所遇到的难点。Y 教授回应说，视觉已经被列为计算机科学领域的头等难题了。早在 20 世纪 70 年代，麻省理工学院就成立了一个科研项目，其核心内容就是为计算机编程，让其可以识别出图片中的物体信息[3]，但非常遗憾的是，50 年过去了，这个难题仍未得到解决。

听到这些消息后，我们依然不死心，继续向 Y 教授询问：计算机模拟最终能够模仿人类的技能吧？ Y 教授笑而不语，随后亲自带我们去了他的实验室，让我们见识了"AlexNet"这一深奥的计算机程序[4]。Y 教授拿出一张照片让计算机进行识别，这张照片中的背景是群山，一只企鹅站在雪地里，旁边是另外一群企鹅。计算机开始识别图片，它首先圈出了单只企鹅，并给出答案："这个有 70% 的可能是一只鸟。"如果我们将这张图片拿给拥有正常视觉的人，请他们分辨，他们百分之百会给出"企鹅"的答案。这太容易了——图片中企鹅的形态特征再明显不过了：黑色的喙，歪向一侧的脑袋，脑袋两侧"镶嵌"着小而圆的眼珠；毛茸茸的腹部看起来非常柔软暖和，超级"蠢萌"的已退化为脚蹼的翅膀及绝对不会认错的梨形身材，还有凸出来的基本可以盖住脚丫的腹部……虽然计算机只认出它是一只鸟，但这对计算机来说已经算不错了。

接下来，Y 教授在照片中的企鹅旁添加了一台计算机显示器的图像。我们一开始还嘲笑这种风格与整体风格不协调，但随后注意到，AlexNet 随即将"企鹅"标记为"70%的可能性为人"[5]。这怎么可能？图片中的显然是企鹅，根本不像一个人啊！Y 教授解释说，这是目前最成功的物体识别程序的工作方式，即利用对整个图像中的线索的统计推断来做出最佳猜测。我们开始问：那么喙、下身、翅膀呢？随后便意识到，AlexNet 并未掌握关于企鹅的足够完整的信息，因此它不可能做出准确的判断。在正常情况下，我们对企鹅信息的过度理解远远超出了粗略识别的需求，因此，如果我们想了解企鹅及其自然本性、进化适应性和行为等，将会非常方便。

由此可见，对我们来说，视觉远远不是分辨物体那么简单。为了深入地了解其中的奥秘，我们又向一位研究视觉的神经科学家 Z 教授请教。Z 教授明白了我们的意图之后，非常开心。她跟我们分享了她在过去 60 年对高级视觉形成过程的研究成果。她介绍了视觉系统的解剖结构，指出包括人类在内的灵长类动物的大脑皮层有一半的区域或多或少都参与视觉过程。视网膜捕捉到的视觉信息会传递到丘脑，随后传递到初级视皮层，该皮层位于大脑后部，而这个过程仅仅是一个开始。视觉信息到达初级视皮层之后，会被传递到大脑的其他区域，参与视觉体验[6]。这些区域各司其职，参与物体、风景、人脸、肢体、动作和颜色等识别任务。与行为相关的区域则根据视觉信息来决定接下来应该看什么，如何伸手抓东西以及在行走时选择哪个方向。与管理情绪及嗜好相关的区域则可以根据视觉信息来确定某些东西是否有用或是否危险。这些视觉信息最终被储存在前额皮层区，形成永久记忆，伴随人的一生。

在视觉形成过程中会产生大量的信息，为了保证这些视觉信息能被准确无误地传递和储存，大脑皮层每时每刻都要动员半数以上的区域来参与视觉形成过程。有观点认为，一般人只使用了自己大脑的 10%，但 Z 教授则一直认为这是无稽之谈。到目前为止，我们只了解了视觉在大脑皮层中所产生的位置，对"视觉是如何产生的"这一科学问题依然不明了。对于这个问题，科学家一般会给出以下回答，如"这个问题非常复杂，我们已经取得了一些突破性进展：我们目前已经了解了视觉运动感知——神经元如何决定信号传递的方向和速度"[7]。我们可能会继续问："那么视觉是如何指导我们欣赏芭蕾舞的呢？"Z教授回应道："这个问题的答案还不甚明了，可能就像判断光点移动的方向一样。""那视觉艺术呢？我为什么会对一幅维米尔（Vermeer）的画如此入迷呢？""到目前为止，我们零零碎碎地了解了视觉形成过程的一些信息，但我们无法将这些信息完美地整合在一起，从而了解物体的全部，并最终了解视觉形成的整个过程[8~10]。要想做到这一点，并获悉每个脑区在视觉形成过程中的功能，以及神经元如何相互传递信号，只有上帝才有这样的能力。"[11]

此时，我们终于意识到，视觉神经科学是一个非常有趣的、谜一样的领域，有很多未解之谜。视觉是一种超能力，非常神秘。我们目前无法告知"格格罗"视觉形成的奥秘，"格格罗"也只能继续等待了……

14
除了品尝味道，味觉还能帮我们做什么

- **保罗·布雷斯林**（Paul A. S. Breslin）
  罗格斯大学营养科学教授

大多数人对味觉的认知是食物的香味或药物的苦味，但可能并不知道味觉对我们意味着什么，即味觉有多大用处。在日常生活中，味觉是作为高度整合的特定感官系统的一部分来发挥作用的，这一感官系统被称为"化学感觉"系统，包括味觉、嗅觉和皮肤对化学品的反应，如辣椒的灼烧感[1]。为了理解化学感觉的重要性，先要了解它在人类生存与进化中的作用。我支持这样一种生物学进化观点，即解剖学、生理学和心理学与觅食和繁衍密切相关。对食物的需求深深地影响着人类及其他动物，因为食物能提供生存所需的能量与营养。性需求的存在则是因为我们需要通过生育后代来保证种族的延续。

化学感觉是大多数动物进行捕食与交配所必需的。嗅觉对狗觅食和交配的重要性，一般人很容易理解，但味觉所发挥的作用就令人感到有点儿含糊了。之所以如此，部分原因在于嗅觉是一种远端感觉，可以从远处引导产生，就像视觉和听觉一样；而味觉则是一种更亲密的近端感觉，需要接触食物或伴侣，至少非水生动物都是如此。对许多无脊椎动物而言，如昆虫，味觉是进食和交配必不可少的[2]。味觉对哺乳动物的性行为的作用尚不清楚，尽管舔配偶的嘴

和生殖器在多种物种中都很常见。相比之下，味觉对品尝食物更为重要。接下来，我将对人类和哺乳动物的味觉进行讨论，阐明它与喂养的关系和它的双重功能。

味觉在饮食行为中有两种基本作用：一是帮助我们辨识食物以确定其口感，即"美味程度与可食性"；二是促进消化和代谢活动，优化食物营养成分的加工和利用效率。第一种作用可以产生有意识的感觉，我们对此很熟悉，而第二种功能则是身体下意识进行的。为什么消化代谢带来的第二种功能很重要？不妨想象一下乘飞机旅行的场景，实际上每次飞机降落都令人惊讶——要弄清楚空中和停机坪上的交通量很难实现，决定将飞机安排在哪个闸门的过程很缓慢，而找到闸门工作人员并移动下机设备同样非常困难。此外，卸下行李并确定其去留的过程通常很混乱，而给飞机加油、做清洁、补充食物等都是如此。正是由于机场满足了所有这些需求并对设备、人员和用品有充分的准备，现代空中交通才得以成为可能。那么，如果我们没有预料到食物的营养成分会怎么样呢？史蒂夫·伍兹（Steve Woods）雄辩地阐述了他的观点："饮食虽然是提供能量所必需的，但从内稳态意义上来说，它却十分具有破坏性。"[3]

"内稳态"这一概念最初是由生理学家克劳德·伯纳德（Claude Bernard）提出的，他写道："内环境的稳定是自由独立生活的条件。"[4]1932年，沃尔特·坎农（Walter Cannon）在《身体的智慧》（*The Wisdom of the Body*）一书中创造了内稳态这个词[5]。坎农确定了集成系统的原则，该系统倾向于保持相对稳定的内环境，调节系统由多个组件组成，协同运作以调控血液中关键营养素和代谢因子的浓度，保证其达到理想水平。有了这样一个稳定的环境，我们可以迁徙、奔跑、捕猎、工作、睡觉，以及控制何时吃、何时消化及何时节食[6]。味觉就是必不可少的警告信号，如同营养"空中交通管制塔"一样，能提醒内稳态系统即将进入身体的物质，如常量营养素、微量营养素、水以及干扰正常代谢的毒素，这些物质将通过胃肠道进行消化和吸收[7]。对食物和营养素的预期反应包括胃液搅动和肠道节律性收缩；外分泌物，如唾液和胃酸分别进入口腔和胃；内分泌物，如胰岛素，则被释放到血液中；此外还有分子反应，如帮助营养素穿过肠道进入血液的蛋白质增加等。缺乏对营养物质的预期会使身体看起来像不期望飞机降落的机场一样，所有的运作都会不正常。例如，巴甫洛夫曾观察到，将肉块直接放入狗的胃中并不能诱导消化；而同时将干燥肉粉撒在狗的舌头上时，狗胃中的肉块则会被完全消化[8]。简而言之，巴甫洛夫获得诺贝尔生理学或医学奖的工作成果可以概括为：为了我们的健康，正常的消化离不开对食物和营养素的预期，而且身体需要做好迎接的准备。

那么，味觉是如何对营养素和毒素产生反应的呢？食物进入口腔后作用于味觉受体细胞，继而导致味觉产生。味觉受体细胞存在于味蕾中，味蕾位于舌头、软腭和咽部。味觉受体细胞上有特殊的蛋白质（受体蛋白），受到口腔中化学物质刺激时，这些蛋白质便促使细胞产生电流。舌下、嘴唇上、脸颊内侧或硬腭等部位没有味觉受体细胞或味蕾，但整个消化道和主要代谢器官中都存在味觉受体细胞，可以帮助监测血液中的营养水平[9]。有人认为，口腔前后部有不同的用途：舌尖用于探测和识别正在品尝的食物，舌后部、软腭和咽部则帮助确定吞吐食物。口腔后部的受体决定进食与否，这一结构至关重要：营养可维持生命（吞），毒药则会毒死我们或令我们感到恶心（吐）。咽部的味觉受体细胞只在吞咽后受到刺激，这就是为什么啤酒品尝者总说要吞下啤酒后才能充分品尝其味道[10]。

那么，咽部的受体是如何帮助我们决定吞吐的呢？首先，决定吞吐是进食时一个持续的过程，不是“一劳永逸”的决定。其次，咽部味觉是吞咽后对即将进一步消化的食物的最终安全检查，一旦有问题，我们就会将食物中止在咽部中并将其呕吐出来，这就是刺激咽后部能引起恶心与呕吐的原因。总的来说，口腔中的味觉系统与大脑和代谢器官有神经联系，也会分泌激素到血液循环中[11]。

味觉的有意识感知可以是一种单一的感觉，比如舔食盐时的感觉，但实际上，我们体验到的味道是由不同的属性组成的。口味可以细分为感觉性质的成分，如甜、酸、咸、鲜、苦及水味、麦芽味和矿物味等；强度，如弱、强；位置，如舌尖的苦味或舌背的苦味；时间动态，如短暂的味道或挥之不去的余味。在大脑中，这些味觉特征通常与食物的口感和嗅觉结合在一起，以"创造"味道，帮助我们识别食物，确定食物可否食用，并与饮食感觉建立联系，以便我们下次能识别出该食物，并能回想起它美味与否。

由于味觉系统与大脑和代谢器官（如胰腺和肝脏）相连接，当食物进入口腔时，我们会对其进行评估：有益（美味）或有害（令人厌恶或作呕）。热量高、营养丰富的食物有益，易被接受，而含有毒素的食物则有害，易被拒绝。我们会有意识地通过食物的味道判定其营养如何，特别是当食物有甜味、酸味或咸味时，相关味觉系统会发出信号，提醒有益营养素即将进入，继而触发大脑的奖赏中心；而毒素会有意识地引起苦味。尽管我们能忍受微弱的苦味，但如果刺激强烈，我们就会认为苦味非常有害。舔和吞咽是对有益刺激做出的积极反应，而张嘴、摇头、颤抖都是对有害刺激做出的拒绝反应。这两种反应都属于自主反射反应，它们是由下意识的脑干感觉运动反射弧控制的，与由脊髓下意识控制的缩手反射一样。

其他口腔刺激导致的潜意识反应会直接影响血液中的激素水平、消化功能及血液中的营养素水平，这说明味觉系统会直接影响代谢过程。实现味觉刺激有几个有意思的例子。众所周知，血液中的葡萄糖是维持生命所必需的，而当我们进食后则需要胰岛素来降低血糖浓度，如果这时我们摄入碳水化合物（糖和淀粉），味觉系统就开始启动，促进胰岛素的生成。用葡萄糖溶液漱口并吐出（即使未吞咽）也可以促使胰腺释放胰岛素，虽然释放量很小，但对降低进食期间和进食后血糖水平很有帮助。令人惊讶的是，这种现象不仅发生在食用糖时，也会发生在食用淀粉食物（如面包、土豆和其他面食）时 [12]。我们目前还不清楚是否存在淀粉味觉受体，但口腔中有唾液淀粉酶，可以充分消化淀粉，变成味觉刺激，从而引发胰岛素释放。碳水化合物的另一种口腔反应与身体能力增强相关。我们都知道，运动员在比赛期间进食葡萄糖后，身体运动能力会得到提升。用葡萄糖或淀粉溶液漱口并吐出可以得到相同的效果，但食用无热量的甜味剂糖精却无此功效。由此看来，味觉系统可以确定哪些刺激是可代谢的碳水化合物带来的，然后通过某种方式影响身体功能。

研究还发现了另一种常量营养素——脂肪的类似效果。咀嚼饼干并吐出饼干上的奶油、奶酪的数小时后，血浆中的甘油三酯水平明显升高 [13]。这一研究结果表明，身体的脂质代谢受到了脂肪的口腔感觉的调节。味觉对常量营养素代谢的影响已经应用于治疗早产儿和患病婴儿。一些婴儿可以通过试管或静脉注射获得营养，但如果他们在营养素进入胃或静脉的同时吮吸加了甜味和其他可口味道的奶嘴，就可以缩短住院时间 [14]。这种效应表明，非营养性吮吸可以改变婴儿身体对进入胃或静脉的营养素的处理和利用方式。

此外，更多证据表明，味觉和其他口腔感觉会产生反应以维持体内的盐水平衡。饮水可以解渴，但实际上在胃肠道吸收水分之前，口渴的感觉早已消失，饮水行为也已停止。这说明水的口感，可能是水味，可以作为身体能吸收多少水分的提示。实际上，即使简单地用冷水漱口并吐出冷水也有助于止渴。由于血液必须保持稳定的盐浓度，因此盐和水的摄入量会互相平衡，所以，身体对盐的味道也有预期反应。对啮齿类动物来说，口腔中的盐水会引起肾脏的代谢反射。例如，将一滴浓盐水滴在大鼠舌头上，会导致大鼠的尿液量即刻减少，以此保持体内水分，从而维持体液的盐水平衡[15]。

另外，我们还会摄入毒素。许多毒素味道很苦，会令我们感到恶心。有趣的是，强烈的苦味足以致人恶心，导致胃停止正常的节律性搅动[16]。因此，品尝到强烈的苦味时，味觉就会感知到毒素信息，这样我们就会产生恶心效应，继而反胃并停止吞咽；还可以控制胃内容物，阻止有害物质的摄入。这样的味觉反应可以挽救生命。

我相信，几乎所有的味觉刺激都能引起有意识的味觉感知并刺激潜意识的代谢反射。营养素和毒素刺激都是如此。味觉的双重性对感官系统而言不可或缺。与其他感觉相比，味觉对衰老的抵抗力要强得多，这可能源于它对生命的必要性[17]。相比之下，人类必须应对许多感官缺陷，如嗅觉丧失、失明和失聪等，但只有在极少数情况下，一些人才会失去味觉，他们饮食减少，体重减轻，营养状况也不稳定。

味觉丧失的状况可出现在头颈部肿瘤的放射治疗后。由于接受口腔放射治疗而失去味觉的例子很常见，对患者的影响令人震惊。有一名医生因头颈部肿瘤接受了放射治疗，结果失去了味觉。

失去味觉是什么感觉呢？会认为最香甜的水果只是一种"煤渣"，而果汁是用铜和碳酸氢盐调味的，牡蛎不再是美味的开胃菜，只如同蛄蝓一般。如果使劲饮用大量液体来冲掉这些"煤渣"，所带来的后果是急性消化不良和呕吐。患者也许不感觉饿，却更容易挨饿[18]。

15
奇形怪状的触觉神经末梢

● **戴维・金蒂**（David D. Ginty）
哈佛大学医学院神经生物学教授

神经冲动如同交响乐一般从皮肤传递到大脑，传达了物质世界的触觉感受。那么，这些神经信息"合奏"的基本乐器是什么呢？神经冲动如何传递充满母爱的抚摸、危险的虫子、夏日的微风、一阵发痒、盲文的复杂结构或雨滴等信息呢？皮肤是人体最大的感觉器官，而分布于皮肤之下的奇形怪状的神经末梢赋予我们感知和回应物质世界的能力。

对作用于皮肤的无害（无痛）刺激做出反应的神经元被称为触觉感受器。这些神经元的胞体簇集在一起，形成与脊髓相邻的神经节，后者会伸出很长的轴突，一端延伸到皮肤成为神经末梢，另一端延伸至脊髓或脑干。皮肤中的触觉受体激活是触觉感知的第一步，触觉感受器神经元是联系广阔物质世界的门户。虽然目前还未确切知道哺乳动物有多少种类型的无害性感受器，但据严谨的生理学研究估计，其数量大约有 7 种，可能还有尚未被发现的类型 [1]。刺激皮肤会触发神经末梢感受器，由此产生的神经元电信号会沿着轴突从皮肤传入脊髓，并与来自其他触觉感受器的信息整合。脊髓中的第二级神经元继续将整合后的触觉信息传递到更高级的大脑区域：丘脑、中脑及躯体感觉皮层，对触觉信息进行解析和反应。通过这种方式，触觉感知起源于生理上不同类型的触觉感受器（即嵌入皮肤的神经末梢）的激活。

7种触觉感受器的区别主要在于电信号从皮肤传递到脊髓的速度（3.2~320千米／时不等）；接受持续刺激的适应性（或始终传递电信号，或在刺激开始后不久停止）；神经末梢的形状和位置；对施加于皮肤及其附属物（如最外层的死皮、毛发、胡须和指甲）的不同类型机械力的敏感性。实际上，正如视网膜感光细胞对不同颜色的光具有不同的敏感性一样，皮肤中的神经末梢对不同的机械刺激也具有不同却又重叠的敏感性。例如，有一种触觉感受器对头发偏转能产生强烈反应，而另一种感受器则对高频刺激皮肤最容易产生反应。

我们可以区分多种不同的机械刺激，触觉不只是"有或无"的感觉。我们可以感知羊毛和皮革的不同，区分砂纸的不同表面，辨别轻抚和搔痒。我们还可以区别各种尖锐物体的尖锐度，感知身体运动或外力作用带来的皮肤拉伸、对皮肤的击打、毛囊的扭曲或拉扯、物体的振动，以及感受不同形状、平滑度、轮廓、粗糙度和柔性的物体在手指间的滑动。这些触觉感受器都具有独特的灵敏度和冲动发放模式，共同呈现了无限可能的集群，它们把冲动从皮肤传向中枢神经系统，使得大脑能够感知广阔范围的物理性触摸。

触觉感受器的哪些特性决定了它们对各种机械刺激的不同敏感性呢？关于这一点，目前主要存在两种说法。一种说法认为，各种触觉感受器的本质各不相同。也就是说，每种触觉感受器都是由基因决定的。基因表达后构成特定类型的分子"机器"，能将不同的机械刺激转换成电信号，而每个特定类型的分子的结构控制着刺激脉冲的速度和模式。换句话说，原则上基因表达的内在差异决定了触觉感受器亚型仅响应某些类型的机械刺激，并以特定速度从皮肤向中枢神经系统发送冲动，或快或慢地适应持续刺激。一般认为，触觉感受器的内在特性确实存在差异，但这种差异能否解释 7 种触觉感受器的独特敏感性尚不清楚。另一种说法认为，触觉感受器由它位于的皮肤神经末梢的独特性决定：形状明显不同的神经末梢赋予触觉感受器亚型对各种机械刺激的特征敏感性[2]。多数人认为，这两种说法都很重要：独特的电生理反应和神经末梢的高度特异性共同赋予了 7 种基本触觉感受器的灵敏度和脉冲放电的特异性。

弗朗西斯·克里克（Francis Crick）是 DNA 结构的发现者之一，这一发现可以说是 20 世纪生物学中最伟大的成就。克里克曾说过："要想了解功能，先要研究结构。"早期的解剖学家已经研究了皮肤中感觉神经末梢的完整结构。他们发现了数目惊人、形状大小各异的神经末梢，其排列方式似乎很随意。这一发现对于理解触觉感受器的独特性并不是很有价值，而如果利用现代科学方法对皮肤中的 7 种触觉感受器进行荧光蛋白的细胞遗传学标记，就可以惊奇地发现各种触觉感受器末梢独特的、重复性的且充满逻辑的组织模式[3]。确实，每种触觉感受器都具备非常复杂且独一无二的皮肤末梢模式，携带有丰富的信息。接下来我将介绍其中的 3 种。

第一种是高度敏感的感受毛发弯曲的触觉感受器。许多哺乳动物的脸部拥有很长的探测胡须，这些胡须能够像触角一样在黑暗中探索；还有毛茸茸的尾巴，像是配备了数千根毛发的高活度探针，能从身后感知世界。虽然人们普遍认为，人类不是依赖触觉觅食的动物，但我们仍然欣赏用于探测的敏感胡须和毛茸茸的尾巴。包括人类在内的哺乳动物，都拥有对体毛偏转非常敏感的触觉感受器，其中之一被称为 Aβ RA-LTMR。Aβ 表示其电脉冲能迅速传递到中枢神经系统，RA 表示它能迅速适应皮肤的压痕，LTMR 表示它是一个低阈值机械感受器。有趣的是，最轻微的单根头发弯曲就足以触发 Aβ RA-LTMR 从皮肤向脊髓和大脑发送电信号。通过检测皮肤中 Aβ RA-LTMR 末梢的结构，可以很容易地了解这种对头发弯曲的显著敏感性。每个 Aβ RA-LTMR

都有一个轴突延伸至皮肤，被包裹在皮肤下的毛囊周围，仔细检查可以发现神经末梢与毛囊的密切关系。神经末梢穿过皮肤，包围毛囊，分成10~20个音叉状结构——披针形末梢，沿着毛囊表面延伸。通过电子显微镜可以发现，这些神经末梢紧密地包裹着毛囊外层的鞘细胞[4]。这种排列方式解释了为什么Aβ RA-LTMR在毛发弯曲时被激活继而能发出冲动。毛囊弯曲时，毛囊与紧密连接的Aβ RA-LTMR纵向披针形末梢发生微小的相对位移，牵引了披针形末梢的胞膜，导致机械门控离子通道打开及披针形末梢电兴奋。毛囊周围数十个披针形末梢的弱电信号相互叠加，达到了触发放电所需的阈值并产生冲动。尔后这些冲动以"全或无"的方式传递到脊髓和大脑。Aβ RA-LTMR对毛囊移动如此敏感，以致即使最轻微的皮肤按压也会引起毛囊与披针形末梢的相对运动，继而引起轴突起始部位产生冲动。通过这种方式，Aβ RA-LTMR在毛发偏转开始时产生一个或数个脉冲，但在持续期间则不会产生。当毛发停止偏转、毛囊恢复到原来位置时，毛囊另一侧的披针形末端会受到牵引并触发冲动。这样，Aβ RA-LTMR的披针形末梢及其与毛囊上皮细胞的密切关系，解释了其对毛发偏转和皮肤按压的超敏感性，也解释了其在毛发弯曲和皮肤按压持续期间停止向中枢神经系统发送冲动的原因。

第二种触觉感受器是Aβ SA1-LTMR，它能感知手拿物体或接触身体的物体的形状，SA的意思是slowly adapting，即缓慢地适应。Aβ SA1-LTMR末梢在有毛和无毛的皮肤中存在，在超敏性触觉的皮肤中尤其丰富，如指尖[5]。与Aβ RA-LTMR不同的是，Aβ SA1-LTMR可以缓慢地适应皮肤的持续变形。此外，Aβ SA1-LTMR完全无视毛发偏转——即使毛发一直弯曲，它也不会产生任何反应。Aβ SA1-LTMR只对皮肤变形敏感，只要皮肤发生凹陷，这些触觉感受器就会向中枢神经系统发送信号，每秒可达到数百次。Aβ SA1-LTMR的结构特征与它同表皮的联系可以很好地解释这种独特的现象。每个Aβ SA1-LTMR向皮肤发出单个投射，在一小块皮肤处广泛地进行分支，每个分支终止于一种奇怪而有趣的特化细胞——默克尔细胞①。毛性皮肤中，每个 Aβ SA1-LTMR 与 20~40 个默克尔细胞相连，这些细胞与相邻的皮肤细胞聚集在一起，形成"触觉圆顶"（touch dome）[6]。无毛皮肤中的默克尔细胞更多，排列得更紧密，这说明 Aβ SA1-LTMR 与无毛皮肤的连接密度更高。这一特征是指尖的高触感锐度的基础。最近的研究揭示了一种简单的机制，可以解释为什么 Aβ SA1-LTMR 对皮肤按压高度敏感，以及按压皮肤时为什么 Aβ SA1-LTMR 持续向中枢神经系统发送信号。研究表明，默克尔细胞本身具有机械敏感性，它向相邻的 Aβ SA1-LTMR 末梢传递信号，而信号的特性仍处于研究之中[7]。皮肤按压初始阶段，Aβ SA1-LTMR 的激活可能是由于其自身受到的直接机械刺激；而 Aβ SA1-LTMR 在随后持续阶段的激活是由默克尔细胞收缩并间接激发 Aβ SA1-LTMR 而介导的。通过这种方式，Aβ SA1-LTMR 对皮肤按压高度敏感并能感知物体形态。默克尔细胞与 Aβ SA1-LTMR 之间的信号传递模式提供了一种持续感受皮肤压力机械刺激的机制（缓慢适应），而这一机制是阅读盲文或从口袋中掏出一枚硬币并区分其边缘时所必需的。

我们能区分奇形怪状的物体，则要归功于第三种触觉感受器，即 Aβ Field-LTMR，它的末梢目前仅在哺乳动物的毛性皮肤中得到发现。Aβ Field-LTMR 对轻柔抚摸毛性皮肤非常敏感，而对皮肤按压和毛发偏转并不敏感。Aβ Field-LTMR 的神经末梢非常舒展，每个神经末梢延伸到皮肤中并大量分支，产生多达 200 个末端，每个末端缠绕在毛囊周围，通常包裹 2 次[8]。与 Aβ RA-LTMR 的纵向披针形末梢不同的是，Aβ Field-LTMR 拥有圆形末梢，且

---

① 该名称取自自德国科学家弗里德里希·西格蒙德·默克尔（Friedrich Sigmund Merkel）。默克尔于 1875 年首次对这种细胞进行了描述。——编者注

与毛囊上皮细胞有一定的距离，与毛囊并未形成紧密连接，也未与机械敏感性的默克尔细胞结合，这就解释了为什么它们对毛发偏转和皮肤按压不敏感。电生理记录显示，Aβ Field-LTMR 神经末梢个个都不同，是相对独立的机械触觉单位。Aβ Field-LTMR 的另一个特征是其兴奋起始点并非其末端，这与 Aβ SA1-LTMR 和 Aβ RA-LTMR 都不同。Aβ Field-LTMR 的末端松散地缠绕在毛囊周围，其兴奋起始点却在远离末端的分支处。这些结构特征告诉我们：当物体大面积地划过皮肤时，许多机械敏感性较弱的呈圆周排列的末梢会被激活，引起大量的非脉冲性弱电波；这些电波在远离末端的位点进行整合并达到触发阈值，从而激发从皮肤传递到脊髓和大脑的"全或无"冲动。由此，Aβ Field-LTMR 无视了毛发偏转或小面积皮肤轻微按压，却在大面积皮肤被抚摸时产生兴奋信号（见图 8）。

这些结构是触觉的功能基础。值得注意的是，触觉感受器末梢的形态和模式因皮肤区域而异：与背部的毛性皮肤相比，指尖的触觉感受器具有不同的神经兴奋丛和组织；而这两个区域又与阴茎或舌头等部位的皮肤结构和形态不同。实际上，独特性是身体不同皮肤区域拥有特殊功能的基础。指尖上的无毛皮肤用于进行高锐度识别，使得我们能够阅读盲文；背部毛性皮肤则具有高灵敏度；而舌头上的皮肤专门用于区分食物的质地或成分。因此，由于不同类型的触觉感受器存在不同的末梢形态，在不同身体部位有着独特的排列方式，使得我们能感知不同的物理世界。大脑接收或感应皮肤发出的触觉信息，并在结合经验和身体内部状态后，解析其收到的信息。通过这种方式，触觉神经系统的精巧末梢、触觉感受器及其在不同皮肤部位的独特组合与排列，使得无数兴奋冲动从皮肤传向大脑，从而使身体产生丰富的触觉感知。

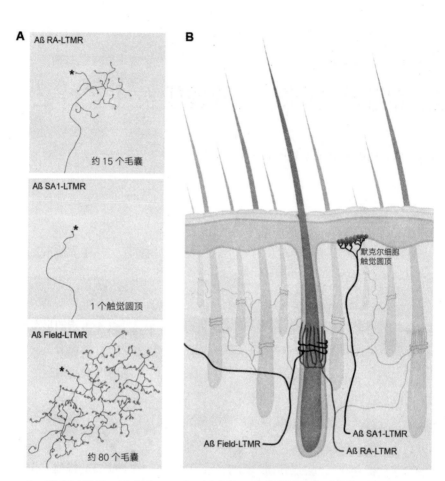

A   Aβ RA-LTMR、Aβ SA1-
LTMR 和 Aβ Field-LTMR 在
皮肤中的末梢俯视图。

B   Aβ Field-LTMR 形成环绕毛囊的圆周末梢，触
觉感受器能够接收轻柔划过皮肤的刺激；Aβ SA1-
LTMR 的神经末梢有特化的默克尔细胞，在皮肤收
缩时能做出反应；Aβ RA-LTMR 形成纵向末梢，与
毛囊紧密联系，对毛发弯曲非常敏感。

图8   3种不同类型的触觉感受器及其末梢

16
当我们感觉痛时，脑袋里发生了什么

● **艾伦·巴斯鲍姆**（Allan Basbaum）
美国艺术与科学院院士、加州大学旧金山分校解剖学教授兼主任

当踢到脚趾时，脚趾会很痛。很明显，疼痛来自脚趾，但真是这样吗？不妨思考下面这种情况：每一位被截肢的患者都会出现幻肢体验，且部分患者会感觉到强烈的幻肢痛，这种情况下，疼痛来自哪里呢？另一个有趣的悖论则可以用热烤错觉（thermal grill illusion）实验来说明：将手放在由冷热交替的金属棒构成的仪器上，当单独激活冷金属棒或热金属棒时，人无疑会感觉到冷或热；然而当冷金属棒和热金属棒同时被激活时，绝大多数人会感觉到强烈的烧灼痛，会迅速将手抽走。热烤错觉带来的疼痛感并未伴有导致疼痛的刺激，这只是一种疼痛错觉。

该如何解释这些莫名其妙的疼痛体验呢？实际上，疼痛是一种由大脑产生的复杂感知，同时具有感觉识别和情绪动机两个组分。感觉识别描述的是疼痛的部位和强度，情绪动机则赋予疼痛不愉快的特性。有时在感觉到疼痛的肢体中其实并没有任何内在的疼痛，幻肢痛就是这种情况。幻肢产生的疼痛感反映了大脑中一个持续存在的神经图谱，该图谱记录了大脑中躯体感觉皮层对应的所有身体部位，包括缺失的肢体。能否感觉到疼痛，取决于大脑处理来自肢体神经元的电信号的时间、部位和方式以及疼痛产生的背景。

那么，当人们被灼伤手、摔断腿或进行大手术时，"正常"的疼痛是如何产生的呢？现有的大量知识表明，神经回路会将损伤信息从损伤部位传递到脊髓，并向上传递到大脑，大脑便会产生疼痛感[1]。有害的或潜在有害的组织刺激，如热刺激、机械刺激、化学品刺激等，会激活肢体中不同的神经纤维子集，它们被称为伤害性感受器。伤害性感受器会表达不同的分子受体，这些受体能特异性地响应不同类型的刺激。热刺激能够激活表达热敏受体 TRPV1 的神经末梢，冷刺激能够激活 TRPM8 受体。有趣的是，某些天然物质也能激活这些受体。辣椒素被认为是辣椒中的一种致痛成分。食用辣椒时，辣椒素会选择性地激活热敏受体 TRPV1 从而引起疼痛。薄荷醇引起的冰凉感则是由 TRPM8 受体激活引起的。机械刺激，如捏或掐，能激活皮肤中其他类型的伤害性感受器神经末梢从而引起疼痛。

伤害性感受器神经元通过神经轴突纤维将信息传递到脊髓，刺激信号进入神经回路并逐渐传递至更高级的脑部结构。脊髓到大脑的一些通路参与刺激信号的识别，另一些通路则投射到大脑中产生及处理情绪的区域。刺激信息最终到达大脑皮层，在那里产生由感觉识别和情绪动机整合引起的疼痛感知。需要注意的是，认知和体验会影响疼痛的感知，这一点很重要却常被忽视。换句话说，发生有害刺激的情境可以深刻地影响最终的感知。例如，在激烈的比赛中受伤的运动员，常常在比赛结束后才会感觉到疼痛。

随着大脑成像技术的巨大进步，有人猜测鉴定产生疼痛的大脑皮层区域理应很容易，如只要将被试置于扫描仪中，利用功能性磁共振成像对其大脑进行扫描成像，就可以根据疼痛刺激来映射大脑的激活区域。然而，实际情况更为复杂。我们虽然可以通过该方法鉴定躯体感觉皮层中与刺激强度和位置识别相关的区域，也可以发现其他脑区（如前扣带回和前岛叶皮层）的活动与疼痛的情绪成分（不愉快的经历）有关，但我们仍然无法准确地判定与疼痛的属性、强度及情绪——对应的脑区。

这些问题并不仅仅只具有学术价值。急性疼痛，即由损伤刺激引起的疼痛或短期术后疼痛，与疼痛在大脑中的定位相关。事实上，客观地描述疼痛对研究慢性疼痛更有价值。慢性疼痛通常指的是持续时间超过 3 个月的疼痛，如关节炎引起的疼痛、痛性糖尿病神经病变引起的疼痛、带状疱疹后神经痛、背痛或癌症疼痛。疼痛是一种主观体验，因此医生必须完全依赖患者的报告。如果能够客观地测量患者的疼痛，那么对治疗疼痛将会非常有利，比如有助于指导镇痛药物的使用剂量。

再回到热烤错觉实验。一个刚刚经历热烤错觉并产生疼痛幻觉的大脑，其与疼痛的感觉识别和情绪动机相关的区域被激活。我们会惊讶地发现，这种脑区活化模式与将手放在灼热物体上的人的大脑所产生的脑区活化模式非常相似[2]。记住，热烤架仅仅激活感知无痛的冷热刺激的神经纤维，并没有激活伤害性感受器。显然，我们不需要等手上的伤害性感受器或其对应的脑区被激活才能感到疼痛，实际上是大脑本身的活动产生了疼痛。我们能得出以下结论：尽管手确实经历过疼痛，但疼痛并非真正在手上。同样，即使肢体不再存在，幻肢仍明显持续"存在"。在这种情况下，大脑皮层中预先存在的肢体感觉图谱会让人产生错觉。因此，当一个人诉说幻肢疼痛时，疼痛必然在其他部位。那疼痛究竟在哪里呢？它又是如何产生的？这仍然是未解之谜。

此外，还有另一个有趣的事实。神经纤维通过轴突传递电信号并与其他神经元进行交流，神经递质的释放将一个神经元的信息传递到下一个神经元。这些信号的传递离不开离子通道的激活，尤其是钠离子通道，它能促使钠离子流入神经元，从而实现电信号的传递。当牙科医生使用局部麻醉药时，麻醉药会阻断所有钠离子通道，防止神经纤维将信息从口腔和牙齿传递到大脑，从而消除疼痛感。事实上，所有的感觉都被消除了，因为局部麻醉剂会不加选择地阻断所有类型神经纤维的传递，包括那些对触觉和关节运动有反应的神经纤维，而不仅仅是伤害性感受器。

当然，理想的局部麻醉药也能仅阻断与伤害性感受器有关的钠离子通道，如钠离子通道 Nav1.7。巴基斯坦的某个家族中的几位成员从未经历过疼痛，他们天生对疼痛不敏感。遗传分析研究显示，这些人编码钠离子通道 Nav1.7 的基因发生了突变，导致该离子通道无法工作[3]。随后的研究表明，钠离子通道 Nav1.7 亚型在伤害性感受器中高度富集。这一发现表明，该离子通道可能与疼痛的产生具有独特的相关性。许多药物研发公司正在努力开发选择性针对钠离子通道 Nav1.7 亚型的新药，这些新药可以优先缓解疼痛，且比其他止痛药（如阿片类药物）的不良反应更少。

钠离子通道 Nav1.7 与本文提出的问题十分相关。最近，科学家进行了一项研究，将 2 名先天性疼痛不敏感的患者与 4 名健康个体对强烈机械刺激的脑成像模式进行对比，结果出人意料：相同疼痛刺激引起的大脑活动模式在两组人群中没有差异[4]。换句话说，当对疼痛刺激做出反应时，当对无痛刺激产生疼痛错觉（热烤错觉）时，甚至当从未经历过疼痛的个体对正常疼痛刺激做出反应时，都会产生相似的大脑活动模式。因此，涉及疼痛经历的感觉识别和情绪特征的脑区——一些研究人员称之为"疼痛环路"（pain matrix）所诱导的大脑活动，都不足以产生疼痛体验。

不妨设想一下如下实验：让钠离子通道 Nav1.7 功能先天突变缺失的人将手放在热烤架上。请记住，这些人体内介导冷热刺激的钠离子通道能够正常发挥作用，神经纤维也能向脊髓传递冷热信号。当仅打开热金属棒时，我们预计这些人会有温暖的感觉；关掉热金属棒并打开冷金属棒时，这些人应该体验到凉爽的感觉。但如果同时打开交替排列的冷热金属棒，将会发生什么呢？

假设先天对疼痛不敏感的人的大脑没有变化，那么大脑应该能够处理信息并产生构成疼痛幻觉的神经活动模式。但这种活动模式是否与真正的疼痛相似呢？或者提一个更有趣的问题：这些人能否第一次经历疼痛，或至少产生疼痛的幻觉呢？他们可能不会使用相同的词语来描述自身体验，但他们的体验会有情感维度吗？情感维度可是疼痛体验最重要的特征之一。此外，他们的心率会增加吗？他们会像大多数人一样快速缩手吗？

尽管大脑活动模式与疼痛经历之间明显脱节，但最近的研究表明，我们不应该放弃利用脑成像来监测疼痛的努力。托尔·瓦格（Tor Wager）及其同事通过功能性磁共振成像已经确定了大脑活动的普遍模式，可用于预测个体在响应强烈热刺激时经历的急性疼痛程度[5]。这种与疼痛环路非常相似的急性疼痛特征不仅与热刺激所引起的环路特征不同，而且减少急性疼痛的阿片类药物瑞芬太尼也使得疼痛环路响应减弱。虽然这些发现都很有意义，但正如上文所述，我们需要制定出慢性疼痛的客观指标。为此，瓦尼亚·阿普卡利恩（Vania Apkarian）及其同事监测了 30 名亚急性背痛患者，即疼痛持续 6 周以上但不足 3 个月的患者的脑神经活动模式。这些患者要么康复，要么过渡到慢性背痛[6]。在对这些患者进行为期 3 年的跟踪后，研究人员得出结论，特定大脑区域，尤其是内侧前额叶皮层、杏仁核和伏隔核之间的区域，预先存在的解剖结构特征和功能网络连接决定了个体患者能否从亚急性背痛状态中缓解。研究人员提出了一个有趣的假设，即亚急性背痛症状的缓解是一种有益体验，在功能连接异常的患者中可能无法被诱导。虽然这项研究并没有鉴定出产生疼痛的大脑区域，但却证明了大脑回路的复杂性，而这正是慢性疼痛发展的基础[7]。研究结果还表明，疼痛环路并不是单一的大脑区域，而是不再像过去那样共享信息从而缓解慢性疼痛的一组大脑区域。

那么，对于"疼痛在哪里"这个问题，我们到底该如何回答？毫无疑问，疼痛在大脑中被感知。我一直告诉学生，疼痛的根源显然位于大脑中，但我们仍然不知道具体在哪里。多年来，神经外科医生一直试图消融某些离散的大脑区域以消除慢性疼痛，但尚未成功。此外，对进行过消融手术的癫痫患者的大脑进行电刺激可以引起各种感知，如对颜色、声音、鸣响甚至记忆等的感知，但很难引起疼痛感知[8]。在鉴定出编码疼痛经历的大脑区域之前，我们依然需要继续依赖患者的口述。所以，目前我只好说：疼痛来自脚趾。

17
家门口的馆子还是几里外的餐厅

- **马歇尔·侯赛因·舍勒**（Marshall G. Hussain Shuler）
  约翰斯·霍普金斯大学医学院神经科学副教授

- **维贾伊·南布迪里**（Vijay M. K. Namboodiri）
  加州大学洛杉矶分校神经病学助理教授

大脑的时间感知非常奇妙。当我们感到开心时，会发觉时光飞逝；而当我们排队时，又觉得它在缓慢地爬。因此，尽管我们自然而然地会认为时间感知应该能准确反映现实，但日常经历却又不能予以证实。我们也因此经常做出不妥的决定：在一年得到 100 美元与一年零一周得到 110 美元之间进行选择时，很多人会选择后者；而当一年过去，多数人宁可马上得到 100 美元，也不愿再等一周时间多得 10 美元。因此，我们的理解能力、记忆力、反应能力及将时间考虑在内做出决定的能力往往被心理世界出卖：我们打心底似乎并不关心现实情况。为什么会这样？进化的成功当然得益于时间的精确呈现，但实际情况是这样吗？到目前为止，对于为什么我们会产生扭曲的时间感知，人们的推测是其诡异本质只不过是大自然在呈现时间时留下的缺陷。但万一这已经是大自然在最大程度上进行的客观展示呢？或许，我们的时间感知及其表面上的失败能够被重塑为某些特征而非缺陷，使得我们能做出适当的决定。

目前，主观的时间感知已成为精细科学研究的对象[1]。实际上，研究人员已经用各种不同的方法来研究并解释包括人类在内的各种动物存在的时间感知不精确性。我们逐渐认识到，人的时间感知并不仅仅是随机失误，而是在一定程度上与客观时间相比出现的系统误差。例如，当我们在估计一段时间间隔的中间点时，往往会将中间点提前[2]。相应地，当我们估计一段时间间隔的时长时，估计结果的变异性往往与时间间隔成正比[3]。精确度误差（平均估值与实际的差值）与准确度误差（估计的变异性）都是时间感知的关键特性。因此，要想理解主观的时间感知，必须以解释这些现象为目的[4]。然而，为什么我们主观的时间感知要以这种系统误差的方式呈现，目前仍不清楚。这其中到底有什么原因呢？

在解释这一核心问题之前，我们必须承认这样一个事实：时间并不是由环境给予的，而是必须由大脑创造的。尽管我们能够通过感觉认识世界，但如果无法记住分开的事件并将其联系起来，我们对这个世界的认识也只能是短暂的。这种记住，又不仅仅只是能记住所经历之事的先后顺序。出于对时间的理解，大脑必须能够对不同事件的间隔进行编码。依靠大脑制造时间的能力，即呈现并记住这些塑造的时间间隔进而重塑这些间隔，我们得以理解时间的全部含义。既然创造时间全靠大脑，那么，大脑应该尽量精准地呈现时间这一合理的想法有什么问题呢？

在理解为什么大脑可以以另一种方式创造时间之前，让我们先来思考一下理解时间的益处：通知我们做出决定[5]。既然人类作为一个物种很成功，依靠的是根据不同预期结果（奖赏或惩罚）来选择行动，因此大脑进化到能有效地学习不同感觉事件（声音、光或气味）并预测结果，相对就很合理了。比如，一个视觉线索（猎物）可能会预示：根据特定的量级（猎物大小），经过特定的延迟（捕获时间），追逐后会得到奖励。掌握了特定线索就意味着能够获得奖励，由此一来，捕食者可以通过衡量可能的获益与所耗时间来评估相应的机会成本。这种衡量奖励与所耗时间的决定在人类中很常见，如在"该去距离近但相对普通的馆子，还是去距离远但很好的餐厅"之间进行选择时。那么时间成本是什么呢？

许多领域的专家曾经尝试解释时间成本应该是什么，即如何权衡既定目标的时间，以便实现该目标[6]。生态学领域的一个极具吸引力的例子：动物在环境中觅食时，会优化所获奖励。其中一个算法认为：奖励（r）的价值是由实现这一奖励所用的时间（t）来决定的，即获得奖励的速率（r/t）[7]。假设你有机会进行如下选择：排很短的队获得小奖（"小而快"），或排长队获得大奖（"大而慢"），你会一直选择排短队拿小奖吗？实际上说来也奇怪：一切看情况。这取决于没有排队时期望得到奖励的速率，即背景奖励速率。接下来，我们来测试为什么它能影响我们的决定。

考虑一下两种不同选择所花的时间。在这段时间里，按照背景奖励速率，你能得到多少奖励？这就是"大而慢"与"小而快"相比多花的时间的机会成本——排长队所多花的时间预计丢失的背景奖励。与花时间排长队所获奖励相比，是不是花较短时间排短队拿到奖励外加节约时间的选择更好呢？当背景奖励速率极低时，即背景奖励速率低于排队奖励速率，选择长队将会得到更多奖励；但当背景奖励速率极高时，即背景奖励速率超出排队奖励速率，选择短队将会得到更多奖励。通过这种时间成本来评估机会同样能提供一种方法，即决定是否要进入队列排队。如果背景奖励速率超过所提供的速率，个体应该放弃奖励的机会，因为不接受奖励反而会得到更多。因此，要想在环境中觅食时争取最大奖励，就需要将得到的奖励与所花机会成本进行比较。那么该如何决定机会成本呢？

最近，我们提出了一个关于抉择的算法——TIMERR①，这一算法试图将动物在环境中觅食时得到的奖励最大化[8]。其关键理论在于，动物会通过比较刚刚过去的时间里的一段间隔来确定环境的奖励速率。通过这种方式，动物会去比较追求延迟奖励的速率是否高于已有奖励，并以此来衡量延迟奖励（见图9A）。这一简单算法可以用来表述特定量级的奖励与延迟奖励的价值，即所谓的客观价值（见图9B）。通常，延迟奖励的客观价值与同等量的即时奖励相当。当用这种方式来审视TIMERR时，显然获取已知奖励时间所需的机会成本已从奖励的量级中被扣除。从更广泛的角度来看，延迟奖励的客观价值如何随时间降低，可以用"临时折扣函数"来表示。临时折扣函数，表示的是奖励客观价值的减少依赖于动物回顾并估算环境奖励的速率（见图9C）。既然延迟奖励的价值是从动物回顾过去所用时间的角度来衡量，那么回顾的时间越长，动物越有耐心，也就是说，它们为了同样的奖励愿意等待更长的时间。

尽管这一算法将动物该如何行动以获得最大奖励形式化，但它对影响时间在内的既定抉择行为又该如何解释呢？事实上，TIMERR会将一系列看上去并不相关但又经常观察到的抉择行为进行合理解释，其中很多行为被认为是人类和动物并非理性决策者的证据[9]。因此，TIMERR将这些表面上看上去不合理的行为重塑为动物在已知的不确定环境的约束下做出的理性决定。

这能否解释为什么时间并没有在大脑中以客观存在的形式出现呢？通过

---

① training integrated maximized estimate of reward rate 的首字母缩写，即奖励速率的培训集成最佳预估算法。——编者注

TIMERR，我们推算，主观奖励速率，即主观价值与主观时间延迟的比值，等同于延迟奖励速率超出之前所经历的环境奖励的部分（见图 9D 左图）。一方面，主观奖励速率准确地反映了客观奖励速率；另一个方面，这一假设相当于在说，延迟导致的主观价值减少与客观价值减少呈线性关系。在这里，时间的主观呈现可以由 TIMERR 算法推算出来（见图 9D 中图）。很明显的一点是，主观时间的呈现结果是客观时间的凹函数，即客观时间延长时，主观时间会以相对较慢的速率延长。如果主观时间是有限的，正如人们通常所认为的神经系统资源所呈现的那样，那么凹函数（见图 9D 右图）的界限是：未利用该神经资源产生零延迟，而完全利用则对应无限期的长间隔。很重要的一点是，函数中的非线性量（曲率）由回顾时间所控制：回顾时间越长，主观时间越接近于客观时间；回顾时间越短，主观时间越偏离客观时间（见图 9D 右图）。因此，根据 TIMERR，主观时间的神经呈现以其与客观时间的偏差的形式表现出来，以便在充满不确定的未来奖励的世界做出增加奖励速率的决定。

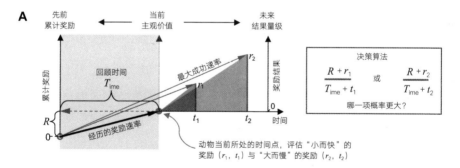

A　TIMERR 算法（右图）主张，奖励价值由通过比较延迟奖励速率（由奖励 r 与相应延迟时间 t 决定）与所经历环境的奖励速率（由总的积累奖励量 R 与回顾过去的总时间 T_{ime} 决定）大小来衡量，并选择较大者。该算法可以用左图来表示：动物（灰色实心圆）将延迟奖励与回顾过去的总时间（T_{ime}）内得到的奖励进行评估，以预测哪种奖励能带来最大收益。

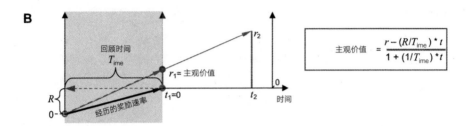

B　确定最终奖励速率时，延迟奖励的主观价值（即时奖励 $t=0$ 的奖励大小 r_1 与延迟时间 t_2 的奖励 r_2 大小之差），可以通过 TIMERR 算法（右图）和可视化图表（左图）反映出来的 y 轴截距算出来。其中很重要的一点是，机会成本（$R/T_{ime}*t$），即经历的奖励速率（R/T_{ime}）乘以获取奖励所需的时间（t），也被计算在内。

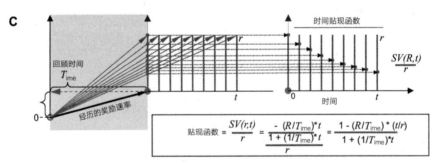

C　给定奖励的主观价值如何随着投入时间的增加而减少，可以用时间贴现函数（discounting function）表示，也可以将奖励的主观价值以相等的时间间隔转移到未来的延迟奖励上进行描述，如右图所示。正如实验所观测到的，主观价值的减量形成了一个双曲函数。

D

如果······ 那么······

$$\frac{SV(r,t)}{ST(t)} = \frac{r}{t} - \frac{R}{T_{ime}}$$

$$ST(t) = \frac{t}{1 + \dfrac{t}{T_{ime}}}$$

假设 主观时间呈现

D　假设主观奖励速率等于延迟奖励速率和经历的奖励速率之差，那么 TIMERR 算法可以得出中间所列的算式，用以推算出所对应的主观时间呈现 $ST(t)$。将 $ST(t)$ 与 T_{ime} 标准化后，会得到一个关于客观时间（右图）的凹函数。回顾时间越短（T_{ime} = 50），则该函数的曲率越明显；而回顾时间越长（T_{ime} = 500），则主观时间与客观时间的线性关系越明显。

图9　TIMERR算法示意图

尽管 TIMERR 提供了关于"为什么时间要以特定的形式呈现"及"为什么不需要与客观时间线性相关"的合理解释，但人类和动物中普遍存在的时间掌握行为的准确度和精确度的系统误差，又该如何解释呢？关于准确度，当被问及两个时间间隔的中间点时，被试往往会报告得比实际提前。令人好奇的是，如果主观时间是正确的，即使不精确，人们也期望猜测的中间点跟两个时间间隔的算术平均数接近。有趣的是，在数学上，中间点实际上可以用两种不同于算术平均数的方式来定义，或许用其中一种定义，人们可以得到一些关于大脑的时间感知是如何获得的见解。在这个问题上，几何平均数是指时间间隔乘积的平方根，往往小于或等于算数平均数，而调和平均数是指时间间隔的倒数平均值的倒数，往往小于或等于几何平均数。当被频繁预测的中间点接近于几何平均数时，报告实际上介于调和平均数与几何平均数之间，这使得被试很难理解之前多数关于时间认知的理论[10, 11]。然而，TIMERR 预测的时间点实际上介于调和平均数与几何平均数之间，这依赖于动物预测奖励速率时的回顾时间：如果完全不回顾，那么预测时间点就等于调和平均数；而增加回顾时间则使得间隔趋向于几何平均数，继续增加回顾时间则会逼近算数平均数。因此，用来估算过去经历的奖励速率控制着（主观）神经时间呈现的曲率，反过来又影响了中间点的估计。从这个方面来看，TIMERR 既理解了中间点预测的多样性，又解释了观察到这种不准确性的原因。

为什么误差与估计的时间间隔呈比例呢？不妨以钟表为例来理解。制造钟表的一种方法是创建一个定时机制，使其有条不紊地"滴答"运转。"滴答"一定数量之后，钟表就会形成完全精确的时间间隔。大脑拥有只能处理噪声信息的神经元，无法产生完美的节奏性脉冲。那么嘈杂的神经信号如何能产生时间间隔呢[12]？为了主观地呈现时间，按 TIMERR 算法的假设，神经处理器需要一定的反馈[13, 14]。这种反馈的一个副作用是它会导致处理过程中的噪声被放大，间隔越长，噪声越大。因此，用 TIMERR 算法预测的主观时间会导致误差的产生，而且这一误差会随间隔次数自然增加。有趣的是，由于 TIMERR 假定的是，呈现的时间与回顾时间绑定在一起，因此 TIMERR 预测回顾时间的变化会影响我们的时间感知。具体而言，当奖励速率高时（快乐时），预测的回顾时间会缩短，因此所感知的时间较短（时光飞逝之感）。换句话说，快乐时我们会感到时光飞逝。

本文提出的模型有可能解释我们扭曲的时间感知，这是作为一个根据时间成本做出正确决定的自然选择的结果。通过这种方式，这一理论能够解释很多关于时间感知的已知发现，同时它又能提供新的、未经实验验证的预测。因此，我们的时间感知的特质并非没有优点，而这，显然也是时间的奇妙之处。

18

每一种神经活动都能被解码吗

● **戴维·福斯特**（David Foster）

加州大学伯克利分校心理学副教授

科学家曾利用电极记录了大脑神经元的活动，并对神经元响应图像、气味或声音等刺激产生的反应进行了测量，又对神经元响应记忆、情绪、愉悦感和疼痛产生的反应进行了研究。神经元很特别，它们的运作方式是与成千上万的神经元互相通信从而形成复杂的网络，而这个网络是所有行为固有的计算基础。这些研究跨越了一个世纪，其中有令人惊讶的发现，同时也伴随着乐观主义和悲观主义，最终的成果是：神经元产生的电信号及精神生活的神经计算是可以弄明白的。

最早的研究发现，每个神经元都会将电冲动即动作电位传递给相连的神经元。人们通常认为这种传递是一种"全或无"的方式。动作电位没有大小之分，一个动作电位就是一个动作电位[1]。大脑利用动作电位发送一种编码，这种编码能够以令人惊讶的直观方式描述世界上的事物。例如，外周神经感受手指压力的刺激强度被编码为特定时间内该神经所记录的动作电位数量。后来，科学家发现，青蛙视网膜中的一些神经元仅对视野中特定位置出现的小而深的圆盘状物体产生动作电位，而激活这种"昆虫检测器"神经元会触发青蛙对圆盘位置产生捕食行为[2]。19 世纪五六十年代是单个神经元记录的黄金时期，后来的

诺贝尔生理学或医学奖获得者托尔斯滕·威塞尔和戴维·休布尔发现，视皮层
中的神经元会对视野中物体的特定特征产生反应，如物体的边缘。之后一系列
实验结果表明，大脑更深层脑区的神经元能够对更复杂的特征进行编码，且尤
其对手和脸能产生反应。

　　我们可以从生理学家霍勒斯·巴洛（Horace Barlow）的一篇论文中体会
到当时的胜利氛围，该篇论文宣称发现了感知的单神经元原理[3]。巴洛宣称，
单个神经元的活动是感知，且所有精神生活都可以在这种活动的基础上得以理
解。但是，调节特定视觉特性神经元的探索步伐逐渐减缓，而且这一方法也受
到了挑战。工程师戴维·马尔（David Marr）在创建神经元网络工作的数学
模型上展现出非凡的聪明才智。他写了一本影响巨大的书:《视觉》（Vision），
于他去世后的 1982 年出版。在本书前言中，马尔对将神经活动和精神活动联
系在一起提出了质疑。以下是马尔对一种特异性的神经元存在与否的思考，据
称，这种神经元仅当人们看到祖母时才有反应:

　　　　假设确实发现了那不太可能存在的祖母细胞，但又能说明什么
　　呢？说明它确实存在——格罗斯的手探测器几乎已经给出了答案，但
　　它还是不会告诉我们为什么会有细胞，我们甚至不知道怎么用已发现
　　的细胞的物质输出来构造祖母细胞……如果我们真知道答案，那我们
　　将可以通过计算机编程来模拟。但事实上，即使找到了手探测器，我
　　们也不能模拟出一个祖母细胞来[4]。

　　除了纯凭经验外，马尔还进行了新的尝试：从工程师的角度来解析视觉系
统应该怎样设计，而这需要来自人工智能领域的见解，这些见解可能有助于设
计有效的计算机程序来模拟视觉系统。只有当这样的计算机程序被设计出来之
后，神经反应的细节才能得到解析。

令人感到啼笑皆非的是，正当马尔大声疾呼人工智能在神经科学领域的重要性时，人工智能本身却出了问题。人们发现，通过编写计算机程序从声音中提取语言信息或从图像中提取目标物体信息过于困难。这些任务对人来说非常简单，但要在计算机程序中实现则异常困难。马尔希望神经科学领域的发展能暂缓，以等待人工智能找到解决办法，但接下来人工智能领域却发生了出人意料的情况：一种完全不同的计算方法得以发展出来。这种计算方法是基于从具体事例训练出来的人工神经网络，而不是基于直接编写完成任务的程序。这一领域深受乐观主义和悲观主义的双重影响，但在深度学习的影响下，目前人工智能在人脸识别等方面已达到接近人类的水平，这在以前是完全不可想象的。此外，在此基础上，革命性的应用也得到发展，如自动驾驶汽车[5]。

与此同时，神经生理学家在许多重要的关于神经反应的研究中也有了诸多发现，尤其是比初级感觉信号处理脑区更高级脑区的发现。位于内侧颞叶深处的海马神经元在记忆方面有特殊的作用[6]。海马神经元能接收通过眼睛和其他感官进入大脑并经过不同脑区的外界信息。同样，海马神经元的输出也需要经过不同脑区才能最终产生作用。因此，海马属于大脑内部的神秘区域，其中的神经元与过往经验并无有意义且直观的相互关联。此后，人们又进行了大胆的设想和实验创新。从 20 世纪 70 年代开始，约翰·奥基夫（John O'Keefe）及其同事发现了一些重要现象。通过让自由移动的大鼠探索空间，奥基夫报道说，仅当大鼠到达不同的空间位置时，不同的海马神经元才会特异性地放电。基于哲学家康德曾经的观点，奥基夫和心理学家林恩·纳德尔（Lynn Nadel）提出如下假说：神经元为大脑提供了一个空间认知地图。这一假说激励了一代研究人员，既有同意此假说的也有不同意的[7]。

其中，关于海马位置细胞（place cell）的反应有多大的空间特异性，引起了一小群海马神经生理学家的激烈争论。这些位置细胞的反应规则似乎不足，难以支持一些研究人员赋予其能呈现外界方位信息的功能。后来，在与海马相连的几个脑区，一直未能找到的编码方位信息的神经元被发现了。先是一些神经元被发现如同内在的罗盘一样，能对动物面对的特定方向产生反应。然后在 2005 年，艾德华·莫泽与梅－布里特·莫泽夫妇（Edvand and May-Brit Moser）及其同事报道说：海马上游内嗅皮层的神经元反应在空间上呈现六边形网格状，即在二维空间上呈周期性分布。令人惊讶的是，这些网格细胞与动物的行为路线无关，而是反映了所经历空间的一种内在组织结构图，就像一张网格纸一样。奥基夫和莫泽夫妇由于这些发现共同获得了 2014 年的诺贝尔生理学或医学奖。此后，更多空间反应类型也在这些脑区和相关脑区得以发现[8]。

尽管单细胞神经生理学在发现神经对外界的映射方面取得了惊人的成功，但似乎仍有一些东西未弄清楚。思想和感知对刺激的反应仅仅与单个神经元对刺激的反应一样吗？在对马尔的批评意见中，有一条至今仍然有效：了解神经元所映射的对象和了解其工作过程是两码事。比如，我们可能知道海马位置细胞所映射的对象———一幅关于外界的地图，但这幅地图该如何使用呢？当看一幅地图时，我们会转动眼睛，通过扫视周围环境来探索自己所处位置以及从哪里来到哪里去，而位置细胞不能提供任何此类过程信息。然而出人意料的是，神经生理学技术的发展可能已经为我们提供了答案。霍勒斯·巴洛的单神经元假说让我们意识到应将焦点放在单个神经元的独立电活动上，毕竟当时的实验方法有限，这是唯一能收集到的一种数据。从 20 世纪 90 年代开始，同时记录大量神经元成为可能。科学家想象中的结论与最终由实验数据所得出的结论可能有所不同。

许多科学家预测，神经元群体对刺激进行编码的数据要比单个神经元单独作用所得数据更丰富。例如，科学家认为，表征物体边缘的视觉神经元能够同步放电，从而将它们与表征其他物体边缘的视觉神经元区分开[9]。另一个假设是，一群神经元可以代表某个变量的所有数值，而不仅仅代表一个数值[10]。科学家没有预见到的是，神经元通过协调各自的反应，可以在完全不需要刺激的情况下继续同步放电。海马位置细胞就是如此：动物运动时，表征相同位置野（place field）而同步放电的神经元会在之后睡眠时继续同步放电。后来的研究发现，这只是细胞动作的开始。科学家通过同时记录足够数量的细胞发现，海马位置细胞是按序激活的，对应着动物在环境中的运动轨迹，即位置顺序。位置顺序同样出现在睡眠中，而且当动物在运动中暂停时，位置顺序也会继续出现。这就像海马地图突然活了过来：即使动物并没有真正地在运动，这些神经元依然继续探索周围空间并按运动轨迹顺序放电，就像眼睛在地图上扫视时一样。

我们现在知道，位置顺序反映了习得的环境空间结构信息。令人感到惊叹的是，位置顺序可以将以前从未一起出现过的行为拼接在一起，就像创造了一种"精神捷径"一样。此外，位置顺序不是随机出现的，当动物准备开始运动时，位置顺序可以指向运动的目标方位，就像在反映运动路径的主动过程[11]。在动物运动时记录到的经典电活动甚至也会组织成这种"向前看"的状态，而当同时记录到足够数量的位置细胞活动时，它就会显现出来。事实上，海马神经元产生的大部分动作电位都是某种"顺序"的一部分。这种顺序的组织方式可能不仅仅存在于海马中，它甚至是整个大脑的一种基本组织方式。

对此，现在我们仍然没有得出明确的结论。我们正处于神经生理学的第二个黄金期。同时监测大量细胞及区别曾难以区分的不同种类的细胞，此类技术进步正在革新整个领域[12]。随着时间的推移，现在看起来很神秘的现象今后可能会得到解读。大脑以特定的方式组织起来，呈现随时间形成的顺序，并产生想象，继而思考可能的行动。我们也将揭开大脑那不同寻常的、直观的奥秘。

19
我们能从动物身上学到什么

● 辛西娅·莫斯（Cynthia F. Moss）

约翰斯·霍普金斯大学心理学与脑科学系教授兼主任、英国科学促进会会士

大脑是如何运作的呢？或者更准确地说，大脑是如何处理和表达环境信息的呢？它会发出动作命令吗？可以获取和储存信息吗？还是能回忆往昔？这些问题都极富想象力。但几乎没有人会问这么一个问题："大脑是什么意思？"大多数人也许会回答："就是人脑啊！"我们用于研究人脑的手段非常有限。不过，多种实验动物模型由于其独特的生理结构在科学研究中起到了重要作用。为了真正理解认知和行为的生物学基础，科研人员不得不在浩瀚的动物王国中研究和比较不同动物的大脑。

近几十年涌现了很多新的技术手段，我们由此可以研究人类在进行认知行为时的大脑活动[1]。然而受时空分辨率的影响，这些非侵入性方法极大地限制了我们对大脑功能的理解。此外，许多用于研究大脑功能的侵入性方法，尤其是那些细胞水平和分子水平上的检测，如插入电极以记录神经元电信号等，无法在人体中实施。绝大多数的神经科学研究是通过以啮齿动物为主的非人类动物模型，来实现对大脑功能的研究。

神经科学家认为，我们可以通过仔细研究不同动物的神经系统来发现一些

共同的特征；然而，如果只研究一个物种的大脑，我们肯定不知道哪些特征是共同的。神经科学研究中存在一种现象，即鼓励科学家用有限的实验动物（如小鼠和大鼠）来研究问题，其原因可能在于这些传统的模式动物便于繁殖或具有竞争力，而非在于它们最适合用来做研究。值得注意的是，许多基于啮齿动物的研究在其论文题目中却省略了物种信息，使得其传递的信息仿佛成了关于真正的人类大脑的研究。

要理解大脑是如何产生行为的，我们必须利用具备自然行为多样性的不同动物进行比较研究，精心选择那些适于阐明调查主题的动物。通过比较研究，我们可以了解哪些细胞分子、生理特征及解剖特征在不同动物的大脑中是共同的，哪些特征只局限于特定的物种。通过研究跨物种的共同特征，我们可以鉴定神经系统结构和功能的通用规律。

诺贝尔生理学或医学奖获得者奥古斯特·克罗（August Krogh）在1929年提出了神经科学的比较研究概念："对于众多科学问题，肯定能找到可选择的动物，或者一些最适于研究的动物。"[2] 例如，对马蹄蟹视觉信号处理的研究在神经科学领域就产生了巨大的影响。马蹄蟹会利用视觉来检测光线的变化及寻找配偶。它们生有复眼，其解剖学结构与人类和其他脊椎动物的眼睛截然不同。科学家根据这一特征进行了突破性研究，并获得了很多重大发现。马蹄蟹的复眼由约1 000个小眼组成，每个小眼都有角膜、晶状体和类似于人眼视杆细胞和视锥细胞的视觉细胞。马蹄蟹的视觉细胞数目大约是哺乳动物的视杆细胞和视锥细胞的100倍，科学家通过分离相邻的视觉细胞，测量出由光诱发的电活动。H. K. 哈特兰（H. K. Hartline）及其同事发现，光刺激一个视觉细胞会导致邻近细胞的活动受到抑制[3]。哈特兰由于这项"侧向抑制"发现获得了1967年的诺贝尔生理学或医学奖。其后更广泛的研究则揭示了哺乳动物视觉、触觉和听觉中侧向抑制的证据，并发现了人类的边缘感知增强现象[4, 5]。

通过观察动物行为，科学家可以利用神经科学的比较研究将研究重点放在相对重要的动物能力上，一个很好的例子是仓鸮。仓鸮是依赖听力觅食的夜行捕食禽类：它们栖息在高高的树上，听着猎物在掠过地面植被和落叶时产生的声音。通过观察仓鸮捕食猎物的过程，科学家详细地研究了其精准的声音定位行为。仓鸮的左右耳位置并不对称，因此左右耳接收声音时就会产生声级差，从而能在垂直面定位声源；而在水平面，仓鸮可以计算出声音到达两只耳朵的时间差[6]。通过这些观察，人们详细地研究了仓鸮的听觉系统，发现其声源方向的计算基于以下两点：延迟线（delayed line）和重合检测器（coincidence detector）。延迟线由不同长度的轴突产生，这些轴突系统性地投射到听觉脑干中不同区域的神经元，即层状核。重合检测器是层状核中的特定神经元，只在特定的耳间时间（inter-aural time）延迟输入同步激活时才会兴奋，而不同的声源方向具有特定的延迟。延迟线和重合检测器是仓鸮的中央听觉系统中声源定位的基础[7]。声音定位的特异性凸显了听觉信息时空编码的重要性，这有助于我们更好地理解其他物种的听觉系统。

另一个很好的例子是星鼻鼹鼠，通过研究该物种，科学家发现了另一个重要的神经科学原理。星鼻鼹鼠的鼻子周围有 22 个触手，用于检测和分辨沼泽湿地中的猎物。这种触手是超敏感的触觉器官，包含 2.5 万多个感觉受体，即Eimer 器官[8]。沿着中线生长的两个触手可以探测猎物的详细信息，因此人们将其与视网膜的中央凹进行类比。值得注意的是，星鼻鼹鼠可以迅速地移动触手来区分猎物，就像人类转动眼睛查看周围物体一样。尽管 22 个触手只占鼹鼠身体的 10% 左右，但一半以上的大脑功能都用来处理这些触手所传递的触觉信息。星鼻鼹鼠的感觉皮层内有一个放大中线触觉器官信号的结构，可以分析最高分辨率的信息，类似于人脑中对应于中央凹的视皮层扩展区[9]。星鼻鼹鼠的特化结构为哺乳动物触觉系统的生理学和解剖学研究提供了大量有价值的信息，包括两个基本原则：运动对感知的重要性及处理精细感官识别的脑功能放大作用。

此外，对不同环境条件下具有相似功能的感觉系统进行比较研究，可以阐明神经信息处理的基本规律。例如，灵长类动物主要依赖视觉在白天觅食，而蝙蝠则主要依赖听力及回声定位在夜间定位猎物[10]。利用视觉觅食的动物需要持续使用环境中的光，而蝙蝠则必须发出声波，凭借回声来定位环境中的物体。回声本身具有一些特性，如强度、频率和到达时间，因此，蝙蝠在夜间也能精准地区分和定位物体[11]。视觉定位和回声定位这两个远端传感系统乍一听似乎截然不同，然而实验表明，灵长类动物的视觉定位和蝙蝠的回声定位在定点控制、刺激点的神经反应和空间注意对神经活动模式的作用等方面，都有着惊人的相似性[12~14]。这些结果表明，我们可以通过详细比较大量物种的感官系统，深入而广泛地了解大脑处理周边环境信息的方式。

在研究哺乳动物脑中较大的神经元网络时，奥古斯特·克罗的理论有时会被遗忘或被弃置一旁。神经科学家不会考虑物种差异，转而使用传统的模式动物，如啮齿类动物。事实上，大鼠和小鼠的脑与许多物种的脑没有区别，如蝙蝠或星鼻鼹鼠，但它们与人脑都不相似。实际上，对蝙蝠空间导航能力进行的研究凸显了比较研究中具体问题具体分析的重要性。

约翰·奥基夫及其同事曾在啮齿动物中开展了开创性的空间导航机制研究，并发现了海马中的位置细胞：当动物处在环境中的某一区域时，其大脑中某些神经元的活动最为活跃，这些神经元被称为位置细胞，而与神经放电相关的区域被称为位置野[15]。海马中的位置细胞被光激活后，仍能在黑暗中持续兴奋，这表明这些细胞在空间记忆中发挥着作用[16]。莫泽夫妇及其同事发现，啮齿动物海马中的另一类神经元具有周期性的位置野：神经元以三角形网格的模式规律性地间隔开来[17]。这些在海马以外的脑区发现的"网格细胞"，可以测量周围环境的距离和路径[18]。基于系统神经科学领域的杰出贡献，约翰·奥基夫及莫泽夫妇获得了 2014 年的诺贝尔生理学或医学奖。

位置细胞和网格细胞在其他哺乳动物中也得到了验证，包括人类、非人灵长类动物和蝙蝠[19~21]。位置细胞和网格细胞在不同物种中的发现说明了通用机制的重要性，因此，我们在研究神经元特性时需要更深入地对数据进行比较。

为了理解位置细胞和网格细胞如何产生位置依赖性的电活动，科学家进行了大量研究。在啮齿类动物中，位置细胞和网格细胞的神经放电模式与脑电波相位有关，即以 5~12 Hz 的频率振荡的 θ 节律。当动物通过运动探索环境时，这种脑电波就会在动物的海马中不断产生[22]。许多研究将这种连续的 θ 节律归因于位置细胞和网格细胞的放电，来自啮齿动物的实验为"以 θ 节律形式呈现空间"的模式提供了令人信服的证据[23]。然而，比较研究对这一模型提出了质疑。需要指出的是，人类、非人灵长类动物和蝙蝠的脑中的 θ 节律不是持续产生的，而是阵发性的[24~26]。因此，连续性 θ 节律在灵长类动物和蝙蝠中的缺失引发了特定的问题：啮齿动物和其他哺乳动物在空间呈现方面是否存在不同的机制？或者说，连续性 θ 节律实际上并不参与所有物种的空间呈现？此外，这个例子将我们拉回到更根本的问题上来：如果我们仅研究一个物种的大脑功能，那么我们对其他物种的大脑能了解多少呢？

20
避免碰翻咖啡杯的运动物理学

- **斯科特·艾伯特**（Scott T. Albert）
  约翰斯·霍普金斯大学杰出青年学者，曾获西贝尔学者（Siebel Scholars）荣誉称号

- **礼萨·沙德梅赫尔**（Reza Shadmehr）
  约翰斯·霍普金斯大学生物医学工程教授和神经学教授

为了适应周围环境，我们必须时刻处于运动状态。比如你在阅读本页文字时，你的神经系统正在协调产生快速眼动（眼跳），快速扫描文字符号。快速眼动属于目标导向运动：大脑选择一个感兴趣的位置（目标），通过快速眼动将该位置置于视觉焦点上。假设你身旁有一杯咖啡，而你正好口渴了或就是单纯想喝，那么你就会停止阅读并伸手去拿咖啡。在这个过程中，你首先需要快速眼动将咖啡置于视觉焦点上，然后将手臂移向咖啡杯。虽然这个过程不需要太多的主动意识，但却需要许多不同神经元的精确计算[1]。

让我们更详细地思考一下这个过程。大脑需要控制手臂从当前位置移动到咖啡杯的位置，然后拿住咖啡杯。为了完成这个动作，大脑需要确定咖啡杯和手臂的位置。这种物体定位属于感官活动：大脑通过收集视觉和本体感觉（感知眼睛看不到的身体位置）信息，以确定手臂的当前位置（起始位置）和咖啡杯位置（结束位置）。当这两个位置确定后，大脑皮层的顶叶区会计算出连接

两个位置的空间运动轨迹。然后,初级运动皮层和其他相关的运动脑区会将这种感觉信号仔细地转换为运动计划——肌肉收缩模式,最终,手臂会沿着所需路径移向咖啡杯。

所以说,靶向运动始于对本体和周围世界的感官测量,然后将其转换为一组动作。有趣的是,大脑除了指挥身体精确执行动作外,还能反向预测身体感觉和动作执行后的身体变化。

为什么大脑要预测未来发生的感觉事件呢?在回答这个问题之前,让我们先来做一个实验:将一本书放在你的左手上,然后让你的朋友从你的左手上拿走书。你会看到,当书从你的左手上被抬离时,你的左手并不是完全静止的,而是随之向上移动。接下来,将书放回左手,用你的右手去拿书。不同的现象发生了:你的左手静止不动。生活中还有类似的显而易见的例子:参加聚会时,服务员单手托着装满饮料的餐盘来到你身边,你不会自己去拿饮料,而是让服务员端给你。

这些例子揭示了神经系统的两种基本现象。第一种现象是,感觉信息(视觉和本体感觉)获得的速度比较慢,无法令我们保持对身体的良好控制。以手拿书的实验为例,尽管我们看到了朋友伸手拿起书,但当视觉信息传递到大脑的运动规划区时为时已晚,大脑无法精确计算出减少支撑书所需的肌肉活动。由于这种延迟,我们会过度"补偿"书的重量——手向上移动。第二种现象是,当我们自己产生一个动作(如右手拿起书)时,大脑会在动作发生前预测该动作的结果。因此,当用自己的手拿起书时,大脑对这个动作对左手产生的感觉变化进行了预判,继而相应地改变左臂的肌肉活动,预测性地"补偿"了移除书的重量变化。通过预测动作执行后的感官变化,我们可以弥补感觉信息获取的延迟[2]。

我们都清楚，动作规划不当会造成严重后果：搞砸事情。还以拿咖啡杯为例，当大脑计划的运动轨迹发生错误时，我们就会碰翻咖啡杯。从大脑角度来看，碰翻咖啡杯而不是准确地拿起来饮用，反映了预测的感官状态和实际感官状态的不匹配。神经科学上将此种错误称为感觉预测误差。事实上，大脑会不断地监测这些错误，并对后续的运动行为进行微调，避免再次犯错。这种纠错行为是生物体的根本，许多神经回路都参与了纠错的学习过程，也包括小脑[3]。比如，当出现感觉预测误差时，小脑会收到来脑干下橄榄核的电信号，并通过这些信号进行纠正。

为什么神经系统结构中存在与纠错学习相关的回路？一种观点认为，这很可能是发育的本质。发育过程中，大脑需要了解自身和环境，以构建感觉－运动图谱，使我们能快速、准确而平稳地对周围环境的刺激信息做出反应。从感觉信息到运动反应，这一过程在生命的许多阶段会持续更新。很长时间内，大脑需要学习如何应对相同刺激而产生不同动作，这些刺激源于我们自身的变化，如身高、体重和力量等。短时间内，由于肌肉疲劳或环境变化（如从水中到陆地等），大脑需要学习如何修改运动模式，而维持或更新能力的丧失会极大地降低运动的精准度。例如，患有某些小脑疾病（如小脑共济失调）的患者在执行几乎所有基本动作时都非常困难，如拾取、说话、环顾四周和行走等，因此部分小脑共济失调的患者只能依靠轮椅活动。

研究运动学习的神经科学家认为，理解运动障碍（如共济失调）的关键在于阐明大脑如何随时更新感觉－运动学习，即如何利用大脑预测误差来纠正后续运动。几十年来，运动研究学者设计了许多巧妙的实验方案，仔细控制个体的运动误差并精确测量个体后续纠正运动的过程。其中一种实验方案被称为伸展适应（reach adaptation），专门研究人们如何学习纠正手臂的伸展运动，通俗点说就是如何避免碰翻杯子。

为了研究人们如何随时调整伸展动作，科研人员要求被试握住机械臂的手柄，然后将其从一个点伸向另一个点。被试伸手时，科研人员通过机械臂给被试的手施加力以干扰被试的手臂运动。换句话说，通过推动被试的手，将原本的直线运动转为扭曲运动[4]。为了在指定时间内到达目标点，被试必须学会产生额外的力，以预测和抵消机械臂的干扰。令人惊叹的是，健康成年人在几十次实验内几乎都可以完全消除机械臂外力引起的运动误差。

那么，神经系统是如何快速学会适当矫正的呢？我们先来思考一个日常生活中的例子：找老师。如果想学习打篮球，可以参加体育老师的篮球培训课；如果想学习外语，可以找外语老师进行辅导。这种由老师驱动的学习被称为监督学习（supervised learning）。那么这种监督学习能否用来纠正我们的运动呢？如果可以，谁是神经系统的"老师"？好老师知道如何完成教学任务，而对于运动矫正而言，好"老师"知道如何通过改变肌肉激活模式来消除感觉预测误差。实际上，健康人都有这样的好"老师"——反射。

反射是自我纠错回路的一部分，它天生负责协调感觉 - 运动过程：检测到感觉预测误差后，反射会快速纠正运动反应。例如，当我们滑倒时，由于感觉失衡我们会不假思索地向前伸手，以便抓住周围物体来稳定身体平衡。再比如大多数人都知道的膝跳反射。当医生用小锤等突然敲击我们膝盖的髌韧带时，位于大腿前侧的股四头肌会迅速伸展，而脊髓反射通过相应的收缩会迅速地抵消这种伸展，导致我们的腿向前踢。这种伸展反射也存在于手臂之中，可以通过肌电图进行测量。肌电图是一种用来记录肌肉活动的技术，可以精确地测量在自主运动和潜意识反射运动时手臂的肌肉信号。

让我们回到关于适应外力的问题上。抵消外力的反应能否促使大脑产生更好的运动命令呢？答案是肯定的。外力干扰期间，肌电图所记录的运动增加的反射模式与大脑矫正肌肉激活模式的变化非常相似。换句话说，一次运动期间肌肉活动的矫正可以指示下一次动作的变化[5]。例如，为了响应外力而收缩肱二头肌并舒张肱三头肌，运动系统会将这种反馈纠正结合到新的感觉－运动图谱中，即大脑认为下次要实现直线运动，肱二头肌需要进一步收缩，肱三头肌则需要进一步舒张。

总而言之，我们所做的动作比看起来要复杂得多，其中涉及感觉预测和动作行为之间的复杂转换。随着我们对自身和环境的了解越来越深入，这种转换也在进行不断地调整。这种学习是由感觉预测误差引起的，即运动前感觉预测和实际感觉不匹配。关于探索运动学习过程，最终的结论是：为了改善后续动作，大脑会向神经中枢的"老师"即反射寻求建议。

运动控制的探索研究对于解释健康人群或患者群体的行为具有重要意义，例如，为什么有些人比其他人能更快地学习运动技能，答案也许是这些人有更好的反射系统。患卒中和小脑共济失调等运动障碍疾病的患者的运动缺陷源于反射缺陷，从而无法对其运动进行适当地纠正。研究表明，鼓励患者在运动过程中犯错并加强患者的反馈纠正过程，可能有助于其神经康复。希望神经科学家对大脑的基本见解能够改善人们的生活。至少在不久的将来，希望我们都不再碰翻咖啡杯。

21
卒中恢复的脑科学新发现

● **约翰·克拉考尔**（John W. Krakauer）

约翰斯·霍普金斯大学医学院神经病学教授、运动学习和脑修复研究中心主任

从历史上来看，卒中最早记载于约公元前 1600 年埃及的《埃德温·史密斯纸草文稿》（*Edwin Smith Papyrus*）[1]。约 1 000 年后，印度人创造了吠陀术语 "pakshavhada" 一词，意思是偏瘫[2]。"卒中"（stroke）一词最早在公元前 400 年左右由希波克拉底正式提出，希腊语为 "apoplexia"，意为突然撞向地面，被暴力击倒[3]。通常认为，"stroke" 一词源于古英语单词 "strac"，意为一次强硬的打击[4]。这个词的词源揭示了一个人遭受意想不到的卒中时的情形：上一分钟还好好的，下一分钟就残疾了。希波克拉底对卒中预后特别感兴趣，他曾表示："消除严重卒中导致的伤害是不可能的，而消除轻微卒中带来的损害也不容易。"[5] 直到今天，我们仍然面临着艰巨的挑战，即试图在发生卒中后"消除"其影响。

卒中是全球成人残疾的主要原因[6]。美国每年约有 79.5 万人会经历新发或复发性卒中，即大约每 40 秒就有 1 人卒中[7]。其中 90% 的卒中是缺血性卒中[8]。在大多数情况下，缺血性卒中指的是动脉被血凝块或动脉粥样硬化斑块阻塞时，由于缺氧和缺血导致的脑组织区域的死亡或梗死。本文将主要关注卒中后的手臂和手部麻痹，其基本原理同样适用于其他缺陷，如腿部麻痹和失

语症。临床医生通常使用"麻痹"（paresis）这一术语来表述肢体无力和运动控制丧失。"偏瘫"（hemiparesis）这一术语也很常用，因为偏瘫是最常见的卒中后症状，主要表现为身体及发生卒中的大脑半球相对一侧的面部、手臂和腿部的麻痹。

一个非常重要的现象是，卒中后的控制能力下降和力量减弱既不等同又相互分离：患者卒中后能够用所有手指进行有力挤压，但不能单独控制某个特定手指的运动[9]。对手臂的控制也类似：患者能够将手臂抬高到肩部，但是无法准确进行指向[10]。大脑中可能存在不同的物质基础，分别用于控制能力和力量的调控。举个很直观的例子，举重运动员的握力可能比钢琴家强得多，但其手指的灵巧度肯定要比后者差很多。大约75%的急性卒中患者会出现手臂或手部麻痹，超过60%的患者在卒中6个月后仍有手臂和手部功能的缺陷[11]。

目前，任何形式的康复治疗均无法显著改善由卒中导致的手臂或手部运动损伤。也就是说，卒中引起的运动控制缺陷尚无有效的治疗手段。事实上，在希波克拉底时代，人们就已经认识到了这一事实。现代卒中康复护理系统的重点在于，当由卒中导致的损害固定后，帮助患者重新学习日常生活技能，如穿衣和进食等。该系统的核心概念是补偿，即利用运动学习原理和特定任务训练来开发和利用患者残留的运动能力：如果右臂不能再进行日常活动，那么就用左臂；如果一侧肘部不能完全伸展，那么就通过上移躯干来触及高处的物体。补偿与恢复是两个截然不同的概念，后者是促进大脑修复，进而使其恢复到卒中前的运动控制模式[12]。

现代卒中康复策略由日常生活任务构成，通过这种方式来减轻残疾障碍以便患者能够生活自理，它强调补偿性康复，而非恢复生理原状。无论好坏，这种方法的确缩短了患者在康复机构的治疗时间[13]。如果这种神经康复策略是基于科学考虑的，那固然是一件好事，但实际上，康复机构目前采取的任何干预措施均缺乏高度可信的理论依据[14]。现行的康复策略在很大程度上取决于经济因素。有人曾呼吁对目前的康复疗法进行深入调查[15]。在目前的情况下，我们不应该试图继续挖掘或进一步研究现有的康复手段的收益；相反，我们需要研究出一种完全不同的康复疗法，尤其是针对多数治疗实施的阶段，即卒中后最开始的几周到几个月。治疗的目的必须是扭转卒中损伤，虽然千百年来这个目标无法实现。为了理解为什么损伤可以得到治疗，我们首先需要了解"自发性生物恢复"这一概念。

自发性生物恢复指的是几乎所有患者在卒中后都存在一定程度的损伤恢复现象，而且这一现象都发生在卒中后的前3个月[16]。"自发性"这个词尚存争议，因为它意味着"恢复"源于内源性修复过程而非当前的康复干预措施，但实际上，有充分的证据支持这一说法。2008年，我们发现，手臂运动能力在卒中后的前3个月的恢复程度可以用一个简单的规则来预测和描述——比例恢复。根据这一规则，大多数患者在3个月内的最大潜在恢复程度固定在70%[17]。这一比例规则已得到多次重复验证[18]。也就是说，现有的治疗方法并不能带来比自发性生物恢复更高的额外影响。简单来讲，3个月内的最大潜在恢复程度是由卒中后第1周的损伤程度决定的。对患者第1周内的初始损伤进行评估就可以预测其在3个月内的最大恢复程度，而在这两个时间点之间进行的常规治疗，并不能产生明显的影响。从经验上看，事实就是如此——额外的常规治疗不会改变比例恢复规则[19]。近期的研究已经证实，尽管活动和力量的恢复是持续的，但通过精细的运动测量发现，卒中后的恢复高峰期是在卒中后的第5周[20]。

总的来说，卒中后早期有两个过程会同时发生：传统康复手段针对日常生活技能进行的功能性补偿，以及自发性生物恢复逆转损伤。这两个过程仿佛夜里相对驶过的两只船，迎面而来却毫不相干。那么，有没有办法摆脱这种僵局呢？我们能否开发出依靠自发性生物恢复的方法，使患者的功能恢复程度超过 70% 呢？事实上，我们在实验室中利用啮齿动物建立了卒中模型，并从中获得了解决该问题的线索。啮齿动物与人类在抓握功能方面存在着惊人的相似性 [21]。在抓握能力被训练到最佳水平的啮齿动物运动皮层中诱发卒中后，如果尽早对它们开展抓握能力的恢复训练，将有助于更好地恢复其抓握功能 [22]。例如，一只经过训练的小鼠在卒中后第一天就开始恢复训练，其抓握功能几乎能恢复到卒中前的水平；但如果延迟一周再进行恢复训练，其恢复的水平则很低 [23]。

这些结果表明，化学诱导的啮齿动物卒中模型存在对恢复训练敏感的有效时间窗口。这一猜想来自约翰斯·霍普金斯大学医学院的史蒂夫·蔡勒（Steve Zeiler）及其同事最近所做的一项实验 [24]。据蔡勒等人推断，第二次卒中可能会重新开启对训练反应敏感的时间窗口，进而能使其从第一次卒中的损伤中完全恢复。

为了验证这一推断，蔡勒等人在健康小鼠运动皮层中诱导卒中，并且在小鼠卒中后延迟一周对其进行恢复训练。正如预期的那样，由于恢复训练延迟太久，小鼠的功能恢复极其有限。他们随后在接近小鼠原始卒中的部位对其进行第 2 次卒中诱导。这些小鼠毫无意外地遭受了更严重的损伤，但令人惊讶的是，小鼠们通过及时的恢复训练居然恢复到了正常的表现水平！因此，先前由卒中导致的损伤经由第 2 次卒中恢复了。该实验结果有力地证明，卒中后确实存在一个敏感期窗口，而且在这个时间窗口内，通过训练能够恢复损伤的功能。

当然对人类而言，在患者第 1 次卒中后再次诱导第 2 次卒中，显然并不可行。我们需要找到其他方法以达到同样的效果，且不会对大脑造成更大的损伤。其中一种有前景的方案是将卒中后早期训练与药物治疗相结合[25]，如5-羟色胺再摄取抑制剂氟西汀；另一种方法是，大幅度地增加患者早期接受行为训练的强度和时长。目前，患者在卒中后的第一周内有很多时间独处或静养[26]。根据基本科学知识，动物需要经过成百上千次的重复动作才能诱导出可检测的变化[27]，然而，目前的治疗方案却仅仅只能提供约 30 次的重复训练[28]。

研究表明，人类卒中后的早期（前 3 个月）存在自发性恢复，而啮齿动物卒中实验模型中存在一个约一周时间的短暂的敏感期窗口。如何将这些信息结合起来以开发出更有效的康复方法，超越特定任务的补偿训练呢？首先，我们必须假设人类的自发性恢复与小鼠的敏感期窗口之间存在机制重叠。如果这一假设成立，那么我们希望人类同样存在一个类似的持续约 3 个月的窗口期。其次，假设我们可以设计出一种强度足够高的运动训练，从而能使患者在敏感期窗口内获得更有效的恢复，而不仅仅是完成特定的任务，进而打破特定任务的运动学习局限[29]。打个比方，虽然打字和系鞋带都需要用到手，但快速打字者未必可以快速系鞋带。由于窗口期训练引起的可塑性状态变化与早期正常发育时的可塑性状态变化之间存在一些相似性，所以窗口期训练能够克服特定任务训练的局限性[30]。

基于上面所描述的神经科学理论和假设，我的实验室开发了一种基于高度沉浸式虚拟海洋环境的定制视频游戏。患者可以在其中控制虚拟的"海豚"，让其在水中响应患者的方向指令[31]。"海豚"需要在水中跳跃、旋转、捕鱼以及同鲨鱼战斗[32]。该游戏旨在激发人体内在动力而不只是从外部奖励获得动力，从而能大大地提高游戏者的娱乐性、创造性和灵活性[33]。该游戏被设计成与外骨架机器人结合使用，主要面向卒中后中重度偏瘫患者，目前正进行多中心试验。该游戏的目的是让患者做出大量的探查性手臂动作，而非手指动作，而是类似于婴儿的 motor babbling①，这些活动每天持续 2 小时，前后共 3 周。

外骨架机器人可以提供反重力支持，以便身体虚弱的患者同样可以进行操控。不过，只有卒中后不超过 5 周的患者有资格参加测试。在我们看来，患者每天进行的大量连续手臂运动能满足一切日常任务的手臂使用需求，因而在卒中后的恢复敏感期能产生高于自发性机制的预期恢复效果[34]。对在卒中后早期进行长时间和高强度的熟练化试探性运动的研究，此前从未开展过，而在动物模型中看到的戏剧性恢复效果能否在患者身上出现，目前尚不清楚。我们希望提出的推理和设想能够在新的康复方法中得到验证，以体现将神经科学思想和发现转化为人类健康和福祉的潜力。

①

motor babbling，可译作"运动喃语"或"动作学习"，指的是婴儿通过自发随机的重复动作来掌握运动技能。——编者注

22
我们做的每一件事都是一种习惯

● 阿德里安·黑思（Adrian M. Haith）

约翰斯·霍普金斯大学医学院神经病学助理教授

你是否每分钟都会看一下自己的手机？或者经常咬手指甲或吃太多巧克力？或者定期去健身房？或晚饭后直接洗碗？

这些都属于个人习惯，不管好坏，都是生活的一部分。我们通常都会表现出某些无意识的习惯性行为。有时这些行为并不是我们所期望的，而且我们也会对它们突然闯入我们精心安排的生活而感到厌烦。也有一些习惯会对我们的生活产生积极影响，我们会主动培养它们，使它们成为我们进步的推动力。日常生活充满了各种各样的习惯，但实际上我们只意识到其中很小的一部分。在我们的认知表面之下，潜伏着巨大的、看不见的"习惯群"，驱动着我们几乎所有的行为。

对于科学研究来说，将习惯定义为一种无意识产生的行为并不确切。精确定义和测量无意识行为对于人类而言本来就极其困难，更不用说猴子和大鼠了。因此，神经科学家采用了一种更精确、更易度量的新定义。该定义依赖于人或动物的行为是否具有目标导向性。例如，假设我们要开车去商店买牛奶，为了达成这一目标，我们应该选择能接近目的地的最佳方法并付诸相应的行动。这种行为被称为目标导向性行为。相反，如果我们的行为与目标无关，那么这种行为就是习惯性行为。例如，我们原本计划下班时买瓶牛奶回家，然而很可能会习惯性地直接回家。此外，同样的习惯有时可能有害，有时则可能有益。如果家里的冰箱里已经有牛奶了，那么下班直接回家无伤大雅。因此，区分目标导向性行为与习惯性行为，不在于这种行为是否恰当，而在于能否随着目标的变化而发生适应性变化。

这种对习惯的定义有助于我们区分习惯与规律行为。例如，我们可能因为喜欢巧克力的味道而吃它，但如果我们已经觉得巧克力不再美味时还在吃，那么吃巧克力就变成了一种习惯。再比如，按时翻看手机以确保未错过任何重要邮件合乎情理，但如果在没有网络的情况下还在做同样的事，那么翻看手机就变成了一种习惯。又或者，我们总有几天不想锻炼，但如果仍然坚持去健身房，那么去健身房同样已经变成了一种习惯。

这样僵化的定义为判断特定行为是否属于习惯性行为提供了方便：只需改变任务目标，然后观察行为是否发生相应的改变即可。这种方法可以用来检测哪些行为是习惯性行为，以及研究习惯最初是如何形成的。关于习惯研究的一个经典例子是：将一只饥饿的大鼠日复一日地置于放有食物的迷宫中的特定位置，几天后，这只大鼠表现出重复的行为，即总是沿着相同路径到放置食物的位置。为了研究这种行为是否属于习惯性行为，研究人员在某一天将饱腹但口渴的大鼠放到迷宫中。在这种情况下，如果大鼠的重复行为属于习惯性行为，那么口渴的大鼠仍会直接跑向食物，但一口都不会吃；而如果大鼠的重复行为属于目标导向性行为，那么大鼠则会更加谨慎，并会探索迷宫中的其他路径。

沿着这些思路，科学家进行了众多实验，揭示了实践导致目标导向性行为向习惯性行为转变的过程。在执行新任务的早期训练阶段，大鼠表现出目标导向性行为：当大鼠的动机改变时行为也随之会发生相应的改变。然而在长期训练后，大鼠最终表现出习惯性行为模式，即使这种刻板行为并不能使它获得想要的东西[1]。

无论是穿越迷宫，还是学习新的运动技巧或更高级的行为，如保持健康饮食，这种从早期习得的目标导向性行为向训练后的习惯性行为的转变，是学习的标志性特质[2]。即使我们自认为日常行为很理性，具有目标导向性，但这种目标导向性实际上也只是一种非常短暂的状态，因为毕竟周围环境始终处于动态变化之中。随着练习和重复，目标导向性行为很快就会转变为习惯性行为，并在特定的环境中表现出来。

一旦开始以行为的僵化特征而非实用性来认识习惯，那么用不了多长时间我们就会发现，日常生活中充满了习惯性行为。以用手机发信息这一简单动作为例，它很像为了目标而完成的某种任务，但当环境改变时，它就会露出真实的习惯属性。如当我们买了一部新手机，或更新了手机，在这种情况下，我们首先必须解锁手机，这是一个很简单的任务；而新软件或新硬件可能要求我们按与以往不同的按钮或使用不同的滑动方法，此时，习惯性动作反而可能会导致手机音量改变或进入相机模式等。操作信息App可能也会产生同样的问题，如果手机更新后屏幕布局发生了改变，我们很可能会觉得自己无意间启动了另一个App。同样，当旧有的标点符号按键变成了全新的表情符号按键时，原本流畅的打字技巧可能会大受影响。此外，在电话中与别人交流的方式也是一种习惯。我在接电话时依然和以前一样，第一句会说"Hello？"，尽管现在的手机能显示对方是谁。

甚至用手指操纵手机的方式也是一种习惯。虽然移动手指的动作看起来可能并不重要，但事实上这是一个非常复杂的任务。我们拥有比实际需求多得多的肌肉，所以运用肌肉实现给定动作有非常多的组合模式；而我们选择的组合模式似乎是经由谨慎选择的且耗能最少的一种[3]。这种非常协调的行为其实也是一种习惯。在一个非常著名的实验中，艾马·德·鲁基（Aymar de Rugy）及其同事损伤了被试的一块腕关节肌肉。这样一来，相对于邻近肌肉来说，受损肌肉的功能已经减弱[4]。在这种情况下，减少使用受损肌肉且由未受损肌肉接管其牵拉工作是较为适宜的目标导向性行为；然而被试和以前一样，依旧采用同样的习惯性动作，甚至更多地使用已受损的肌肉，尽管这样更费力并有可能造成肌肉的进一步损伤。

研究还发现，习惯性行为和目标导向性行为具有不同的神经基础。通过大鼠迷宫一类的实验，研究人员发现，习惯性行为和目标导向性行为依赖于不同的神经回路[5]。虽然两种行为都依赖于大脑皮层与基底核的相互作用，但这种相互作用却发生在不同的亚结构中。基底核中的背内侧纹状体对目标导向性行为似乎非常重要。如果该区域发生损伤，那么大鼠的行为将很快转变为习惯性行为，即使新任务训练量很少。与之相反，如果损伤的是邻近的背外侧纹状体，大鼠的行为将变得更加具有目标导向性，即使经过长时间训练也不会变成习惯。大脑皮层特定区域受损后，大鼠同样也会发生类似的行为转变。

在猴子学习特定的类似于密码输入的按键顺序的实验中，研究人员也有类似的发现。不同脑区受损将破坏行为的习惯性和目标导向性之间的平衡。值得注意的是，大脑中哪些区域参与其中其实并不重要，重要的是，通过使不同的脑区失活，这种平衡可以向不同的方向偏移。这种现象表明，习惯性行为和目标导向性行为各自由特定的脑区来控制。

这一发现为我们提供了一个非常有趣但可能有些极端的方法，能帮我们消除不想要的习惯：使背外侧纹状体失活。谁不想让所有的工作都围绕着自己的目标转呢？

虽然僵化特征是习惯的一个主要缺点，但它也有某些决定性的优点，最主要的就是它的无意识性。例如，一旦大鼠可以习惯性地走完迷宫，它就不需要再浪费认知资源试图寻找其他出路了。它可以自由地"思考"其他事情，或者在这个过程中休息一会儿。这一优点非常重要，尤其是当行为变得越来越复杂时，如无须思考如何投掷长矛的猎人将能更好地追踪和预测猎物的行动。此外，投掷长矛的习惯性行为是快速的、无意识的，不需要消耗时间来思考。现实世界的大部分环境或情形是重复的、可预测的，因此，习惯的僵化特征影响很小。即使我们由于习惯偶尔做错事，也只是为思想自由和行动迅速付出的小小代价。

另外，我们获得的习惯似乎没有数量和复杂性的限制。职业网球运动员和足球运动员必须将精巧的技术与其他球员的动作结合起来，以迅速地抉择出下一步的行动。只有经过长年训练，当技巧的基本动作甚至许多更复杂的行为变成习惯后——如习惯性地选择正确的传球路线和射门时间——才能实现这种掌控。当一名顶级球员试图改变技术时，可能会暴露出运动技能的习惯性。对完美的追求会驱使许多高尔夫球手重塑自己的技巧，以实现最漂亮的挥杆。这个重塑过程将持续一年多且很少会有好结果。

虽然优秀运动员的技能令人印象深刻，但我们也应该意识到，走路、说话、阅读、写作、打字、系鞋带、心算、使用手机、打游戏等，同样是非凡的成就。我们每个人都有一套了不起的、经由生活中的训练而习得的学习行为。随着每一种新技能被习得并形成习惯，我们将继续学习并获得下一种习惯，并逐渐建立起一个可以瞬间调用的"技能库"，这样一来，无论我们的思想和行动多么复杂，它们也都能像自动驾驶一般顺畅地进行。要控制这些大量的习惯性行为，仅需要少量的认知思考，能帮助我们执行可能是最高级别的决策。如果没有习惯，那么这种认知活动可能很快就会超负荷。

联系

剪不断、理还乱的人际纽带

RELATING

爱情是一种本能的力量。无论如何，我们都不能控制、要求或者夺走爱，就像我们不能控制月亮一样。

23
大脑如何从声音中识别身份和情感信息

● **达西·凯莉**（Darcy B. Kelley）
哥伦比亚大学生物科学教授

鹦鹉亚历克斯曾是一只特别有名的鸟，它很聪明：当给它一个装满不同物品的托盘并要求它挑选出蓝色方块时，它一次就能成功地用嘴叼出来[1]。它还清楚地理解"蓝色方块是什么物质"这个问题。当首席科学家艾琳·佩珀贝格（Irene Pepperberge）用这个问题来问亚历克斯时，它会回答"木头"。亚历克斯不仅能够理解"物质"的实际意义，也能回答"蓝色方块是什么材料做的"这样的问题：是木材，而不是玻璃、金属或其他材料。2007 年，亚历克斯在 31 岁时过世，它的讣告被刊登在《纽约时报》上。

除了拥有智慧之外，亚历克斯还拥有独特的声音。这种"独特"，让听者很自然地去识别说话者是儿童或成人，男性或女性，等等，而未曾想过这声音来自一只鹦鹉。鸟类能发出人类的声音这一点之所以很特殊，是因为鸟类与人类甚至青蛙不同，它们通常不会用喉头发声，它们进化出了一种不同的发声器官——鸣管。鸣管的肌肉由后脑的神经元激活，而对人类来说，这种神经元控制着舌头的运动[2]。

鸟类的大脑是如何产生这些复杂的声音并进行理解的呢？鹦鹉以其模仿声

音的能力著称，它们能学会主人的词汇，甚至口音。这种模仿声音的能力源于大脑中一种特殊的、非常罕见的经验依赖性变化，被称为声乐学习[3]。只有少数几种鸟类是"声乐学习者"。斑马雀和金丝雀可以学习啼鸣，但对于其他雀类来说，啼鸣是天生的，而不是后天习得的，就像公鸡啼鸣一样。作为配偶而长期共同生活的雄性和雌性斑马雀还会互相学习对方的叫声，因此，斑马雀是实验室进行声乐学习研究的首选物种[4]。

在哺乳动物中，声乐学习也很少见，目前只在蝙蝠、海豚、大象和人类中有发现。大象可以模仿从而学习声音令人惊讶。大象的这种能力是人们在非洲一个避难所发现的，当时人们每天晚上都能听到神秘的卡车加速声，后来才发现声音是由一只叫玛丽卡的大象发出的[5]。不了解的人会认为是有人在启动引擎，因为这比大象模仿卡车声音的可能性大多了。

对于鹦鹉、大象或海豚等拥有大而复杂的大脑的动物是如何掌握声乐学习技巧的，目前我们不得而知，而啼鸣的鸟类，如斑马雀，是让我们能够研究并了解这些信息的唯一动物。自 20 世纪 70 年代以来，人们一直在研究声乐学习，现在我们知道，相关的特殊神经元位于斑马雀的前脑，它们控制着啼鸣的产生。这些神经元的分布图谱与控制人类语言学习的前额皮层中的神经回路非常相似[6]。

人类擅长学习语言。作为一个物种，我们善于对词语做出反应，推敲句子的含义，构建并产生适当的语言回应。那么，语言这种通过话语传达复杂信息的能力起源于何处呢？

理想情况下，我们可以通过确定语言在人类进化中出现的时间进行探索，但语言在化石记录中没有留下任何痕迹：我们不知道尼安德特人是否会说话或唱歌，而我们是地球上唯一存活的人种灵长类动物。人类与近亲灵长类动物黑猩猩并不通过语言进行交流，教黑猩猩使用手语也不能诱导它们像尼加拉瓜的失聪儿童一样自发地交流，更不用说发展出一门新兴语言了[7,8]。

其实，语言交流不仅仅只是说话。我们也会用声音传播性别信息、情感，甚至意图，而且我们会通过声音识别其他个体。非人种灵长类动物狒狒也能识别其他个体的声音，并将这些信息与近期的社交记忆结果相结合，从而做出决策，这种认知能力可能是人类语言进化的跳板[9]。然而，我怀疑这种能力是否真的是灵长类动物特有的，如斑马雀也能通过声音学习配偶的叫声[10]。此外，对于鹦鹉亚历克斯学习到的"识别哪位研究助理可以提供奖励并在听到特定声音时悄悄走近"这一技能，我同样表示怀疑。

那么声音是什么呢？声音中的社交信息同某种乐器依赖特殊音色产生特定音符很相似。扬声器锥盆每秒钟振动 440 次 (440 Hz)，产生音符 A。我们很容易能分辨出由双簧管产生的音符 A 或由大提琴产生的相同的音符 A，因为由于音高或响度不同，两者存在微妙的声学性质差异[11]。关于音色，我们可以从母亲的声音中了解到她是否生气了（声音感知），也可以通过调节自己的声音来表达对她的感情（声音产生）。

我常拿艾琳·佩珀贝格对亚历克斯说"好孩子，好鹦鹉"的视频来教学。艾琳运用了一种特殊的语言交流模式：深情地教导。她和助手使用特殊的语调——妈妈语（motherese），来跟亚历克斯交流。妈妈语是我们同婴儿或宠物聊天时使用的语调[12]。视频中的"好孩子，好鹦鹉"就是妈妈语：语速较慢且音调较高。我们认为，妈妈语能促进婴儿的发声学习，部分原因是它能解决每种语言学习都面临的特殊挑战：通过语音判断一个词结束，下一个词开始[13]。孩子学习语言很容易，但到了十几岁时，对大多数人来说，学习一门新语言就变得很困难了 [14]。以我为例，在成年之前我从未听过任何葡萄牙语。目前对我来说，葡萄牙语依旧难以理解，因为我分辨不出一个词何时结束，下一个词何时开始，即口语分词（spoken word segmentation）仍是与生俱来的挑战 [15]。

妈妈语不仅只有妈妈们使用，艾琳博士的男性研究助手也用这种方式与亚历克斯交谈。通过"听"视频，我们可以辨别出艾琳是一位女性，另一位研究人员是男性，尽管我们可能很难准确地描述自己是如何知道的——只凭音高还不够。声音携带着一些固有信息以及凭借经验可以解释的其他信息。艾伦·阿尔达（Alan Alda）曾为亚历克斯的视频做过旁白。对熟悉阿尔达的表演或叙述的人来说，阿尔达的声音会泄露他的身份，尽管可能很难准确地描述阿尔达的声音中能提供身份证明的线索。

对脸盲的人来说，他们可以很容易地识别物体，但却无法分辨两张不一样的脸；此外，还有极少数人是声盲 [16, 17]。脸盲又被称为面孔失认症，而声盲则被称为声音失认症。

在一次有趣的采访中，一名声盲男子声称他永远都不知道自己在跟谁通电话，而其他所有人似乎都能识别出他的声音。有人就提出了这样一个问题：他的声音如此与众不同，别人很容易能在电话上听出他是谁，那他是如何应对打电话时不能听声识人这一问题的呢？他一开始是假装知道对方是谁，然后随着谈话的继续，当对方说了一些关于他兄弟或房子的事情时，他才意识到电话另一头那"奇怪"的声音来自他的母亲。生活中，与他人有效地进行声音联系必不可少，但如果我们有些耳聋，当他人打电话时，即使戴助听器也不能帮助识别出对方的声音，那将会很尴尬。目前的助听器是为词语设计的，因此为了有效地传达个人、意图和情感的声音线索，助听器看来需要重新设计。

大脑中存在一个特定区域，是专门用来描述面孔的[18]。通过测量面部不同部位的神经元活动，我们可以辨别出能识别人脸的视觉特征[19]。当这些特征从面部图像中被移除后，它们便不再能有效地驱动神经系统活动。然而，我们并不知道人类大脑的哪些区域是专门表征声音的。如果我们弄清楚了，可以用神经对声音的反应来辨别声学特征，这对识别声音并重新设计助听器以放大声音特征将有重大意义。

我们需要关注的声音的一个关键特征是，它能传达利于我们识别关于说话者的性别、情绪状态和浪漫兴趣的信息。脊椎动物前脑进化出的古老部分中央杏仁核（CeA），是声音交流的关键区域，因为它接入的是表达情绪的后脑的神经回路[20]。CeA很可能是一个有助于语音识别的脑区。

在恒河猴中，CeA中的许多神经元都可以被社交互动中使用的声音和说话者的面部表情激活[21]。同样，蝙蝠也使用特定的、低音调的叫声在各种社交情境下进行交流[22]。用于个体间交流的声音信息是由从后脑到前脑的神经活动承载的。前脑中不同的CeA神经元会对不同的叫声做出反应[23]。此外，CeA似乎也决定了声音回应，因为对这一区域进行电刺激能引发社交性交流声音的产生[24]。CeA有时也被称为自主杏仁核，因为它能驱动后脑神经回路，并能调节伴随情绪和觉醒产生的呼吸、心率和血压的自主性变化[25]。声音感知或产生与情感之间的这种联系是理解大脑如何表现声音的关键。例如，我们的杏仁核会被婴儿的哭声刺激，而这对婴儿的母亲来说是一种特别痛苦的声学体验[26]。

另一种脊椎动物，一种被称为非洲爪蟾的青蛙，是一种绝佳的用于声音研究的实验模型，因为它们进行社交性交流的唯一方式就是通过声音。

在 1.5 亿年前，当非洲和南美洲还是一个超大的冈瓦纳大陆时，非洲爪蟾的祖先在成年时只能生活在陆地上，而非洲爪蟾已完全生活在水下，其喉部和后脑神经回路部分产生了适应性变化，用于发出蛙鸣[27]。非洲爪蟾不得不重新配置从陆地祖先遗传下来的后脑神经回路，在鸣叫时抑制呼吸，以避免溺水[28]。后脑神经回路对于生命至关重要，因此对它的研究一直很困难，因为一个步骤做得不好就会导致整个实验失败。好在所有脊椎动物的后脑神经回路基本结构都相同，包括青蛙、鸟类、蝙蝠、猴子和人类。我们可以在非洲爪蟾中更容易地研究后脑神经回路，因为它们的大脑不需要呼吸供氧。将一个离体的大脑置于含有神经调质 5- 羟色胺的溶液中，可以诱导出鸣叫状态，而此时神经活动模式与动物鸣叫时的神经活动模式一致[29]。我们发现，刺激非洲爪蟾离体大脑的 CeA 同样可以诱发鸣叫，因为刺激这一前脑区域会激活产生不同声音模式的后脑神经回路[30]。通常而言，破坏 CeA 会使雄性青蛙对鸣叫产生社交不当反应，这被称为青蛙失认症。雄性动物通常会通过热情的应答来回应生殖力强的雌性动物的鸣叫。然而，当听到雌性动物的鸣叫时，CeA 被破坏的求偶中的雄性动物会变得沉默，通常，这种反应只在雄性动物听到另一只雄性竞争对手鸣叫的情况下产生。对非洲爪蟾来说，功能正常的 CeA 是区分雄性声音和雌性声音所必需的。在进化上离我们较远的物种中进行这些实验的结果显示，大脑从信息交流的声音中识别社交信息和情绪刺激信息的能力依赖于大脑的自主杏仁核或者说 CeA 这一起源较早的脑区。

婴儿哭声中的声音元素可以瞬间被识别出来，就像青蛙一样，我们的识别能力同样与生俱来。为了理解如何学习特定的声音，我们可以转向研究能够学习配偶声音的鸟类。雄性和雌性斑胸草雀的配对长期而稳定，并能识别配偶的鸣叫[31]。在巢中，一对斑胸草雀会针对如何分担照顾雏鸟的工作进行轻柔的交流[32]。如果照顾雏鸟的斑胸草雀没有及时到位，这对斑胸草雀之间的"二重奏"和轮转鸣叫将会加速。雀类在学习更复杂的交流声音（求偶鸣叫）时，大脑起着非常重要的作用，这一点已经得到验证[33]。但是，我们仍然不知道哪些脑区与配偶识别和谈判的简单鸣叫有关。我敢肯定，鸟类 CeA 在识别配偶的声音方面也起着至关重要的作用。

为了验证这一观点，我们正与哥伦比亚大学的同事一起记录鸟类 CeA 的听觉反应，而另一名来自南丹麦大学的合作者则在记录非洲爪蟾 CeA 的听觉反应。当我们弄清楚鸣叫声中哪些声学特征驱动 CeA 神经元活动之后，可以通过一个非常严格的测试来确认这些特征在识别配偶声音时的必要性：将这些声学特征从录音中删除，以查看能否破坏配偶识别的能力。

通过对非洲爪蟾和斑胸草雀等动物进行研究，可以解答一些引人入胜的问题：我们能否识别出"告诉"青蛙 CeA 神经元"你听到的是雌性动物求偶发出的鸣叫"的特殊声音特征？青蛙 CeA 中听觉驱动的神经元如何将信息传递到不同的后脑神经回路以产生社交适应性的声音反应？雏鸟乞食时的鸣叫声能激活成年鸟类的 CeA，这与婴儿的哭声能触发人类杏仁核活动是否有着相同的途径？了解大脑如何通过杏仁核解码声音所携带的信息，将为声音交流研究提供新窗口，同时也将为研究最复杂的声音交流形式——人类语言的演变发展，提供新思路。

24
读心术、社交与捕食

● **君尔·德伦**（Gül Dölen）

约翰斯·霍普金斯大学神经科学副教授

当提到读心术时，大多数人都会想到魔术师、魔鬼或外星人的能力。事实上，我们每天都在使用读心术。例如，在阅读本文时，你也许正在地铁里，由于没有空位，你只能站着。当地铁开始晃动时，你的眼角不经意间瞟到附近的一位乘客正收拾行装，你开始观察周围可能也在盯着此座位的其他乘客，然而你发现自己似乎是唯一注意到此座位的人，于是你没再多想，便向座位走得更近了。当那位乘客起身时，你迅速冲上去并坐在座位上。此时，你可以舒适地继续阅读了。

在执行这个简单的"座位战略"举措时，你已经完成了几种读心术行为。神经科学家将读心术之类的活动称为"心理理论"（theory of mind，简称 ToM），有时也称之为"有意立场"（intentional stance）、"社会认知"（social cognition）、"认知移情"（cognitive empathy）、"心理归因"（mind attribution）或"心理化"（mentalizing）。ToM 是一种认知能力，一种对他人心理状态的最佳猜测（包括欲望、信念、知识）以及这些状态可能如何与自己不同的理解。如上例所示，我们可以通过这个理论理解他人动机，预测他人行为，并相应地调整自己的行为。我们会经常不断地、反思性地、无意识地执行

ToM 任务。

以海德 – 西梅尔幻觉（Heider-Simmel Illusion）实验为例[1]。实验中播放了一段影片，影片中显示一个大矩形、一个大三角形、一个小三角形和一个圆形在屏幕内移动。当被要求描述这部影片时，大多数人会将自己的想法、感觉和情感附加于三角形和圆形，以及由它们构建的解释性交互场景上，如小三角形很"烦人"，大三角是一个"欺凌者"，圆形是一个"梦想家"。

虽然我们大多数人都能轻松地进行心理归因，但与许多认知能力一样，我们并非天生就有 ToM。对孩子而言，他们从 4 岁左右开始才显示出这种能力。当孩子们将 ToM 融入自己的游戏行为时，他们通常会将欲望、信仰和知识归结为玩偶和小雕像。当 ToM 能力变得越来越复杂、越来越熟练时，孩子们开始使用新获得的能力开玩笑和进行恶作剧。如果花时间陪伴孩子，可能会遇到经典的"肩膀敲击恶作剧"，即孩子在你背后轻拍你另一个肩膀，导致你看错方向。这种恶作剧要求孩子能明白你所想的拍击来源与他们的方位不同。

目前，大多数关于实现 ToM 的大脑机制的研究均来自人类。被试的脑成像研究始终将 ToM 任务的性能与两个脑区的活动关联在一起：右侧颞顶交界处与背内侧前额皮层[2]。当观看海德 – 西梅尔幻觉实验的影像时，这些脑区也会被激活[3]。

许多科学家认为 ToM 能力仅限于人类[4]。任何有宠物（尤其是狗）的人都会对此不以为然，因为他们认为这些动物伴侣表现出的很多行为似乎达到了 ToM 的标准。科学家正式宣称，要判断动物是否具有 ToM 属性，主要存在 3 个理论问题。

第一个问题是，正如已经讨论过的那样，反思式的心理归因很难关闭，即使我们知道圆形、三角形、玩偶或小雕像等对象无法满足我们的欲望、信仰或知识需求。因此，当眼前的对象根本不是物体，而是生物、呼吸、同伴时，我们很难知道自己在宠物身上体会到的感觉、情感和思想，是宠物真的具有的还是我们的大脑相信它们具有的。

第二个问题是，该如何向怀疑论者来展示。例如，我们可能会说，当我们想要拴狗带时，狗会将绳子取出来，这是因为狗预测：假如我们找不到拴狗的绳子的话，出行会延迟。狗认为这是一种有效的与你沟通的方式，表达它渴望出去的愿望。怀疑论者可能会争辩说，这种行为只能说明狗学会了一系列复杂的动作以产生预期结果，狗认为我们只是一种必须包括在序列中的奇特机器人。

第三个问题是，在大脑解剖学方面，只有人类被认为具备了涉及 ToM 的脑区，即右侧颞顶交界处和背内侧前额皮层。虽然对猴子的研究发现了另一个脑区，即上颞沟，它可能对应于人类的颞顶交界处[5]，但即使同我们的近亲灵长类动物相比，人类的背内侧前额皮层仍然要大得多[6]。这是因为在进化过程中，人类的大脑，尤其是大脑皮层，相对体积和神经元数量都发生了大规模的扩张[7]。

那么，我们该如何才能解决动物是否存在 ToM 的科学问题呢？让我们先了解该如何在人类中展示它。绝大多数研究都使用了错误信念任务（false belief task）实验的一些变体。在这个实验中，研究人员为被试呈现了由小插图组成的两个人物：萨莉和安。萨莉有一个球，并将球放入自己的篮子，然后离开房间；随后，安从萨莉的篮子中取走球，将它放到自己的篮子里。等萨莉回来后，研究人员问了被试一系列问题:（1）安是谁?（2）萨莉是谁?（3）

球在哪里？（4）萨莉认为球在哪里？对于正常发育的孩子来说，从 4 岁左右开始，他们就能正确回答以上所有问题。

不过，患有孤独症谱系障碍的孩子会对问题（3）和（4）给出相同的答案，因为他们无法区分自己和萨莉对球所在位置的认识。这种 ToM 损伤并非由智力下降所致，因为这一现象即使在高智力的孤独症患者中也很明显；相反，在唐氏综合征[①]患者中，即使是严重智力障碍的患者也没有出现 ToM 缺陷[8]。

孤独症的主要病因是遗传因素。迄今为止，超过 880 个突变基因与孤独症有关，未来可能还会发现更多的相关基因。然而，人们对于每个基因的突变如何导致孤独症症状依然所知甚少，而且大多数此类基因也存在于动物身上。由于这些基因是人类的 ToM 能力所必需的，因而它们对其他动物类似的 ToM 样功能同样很重要。如果真是这样，那么可以说在人类和其他动物身上发现的这些基因同源，因为它们在进化过程相关联的物种中编码相同的功能，即 ToM。

事实上，人类的 ToM 能力不可能自发地出现。相反，它们可能是从现有的认知能力上演变而来的。研究人员一致认为，其他动物都表现出了许多 ToM 的基础能力，包括海豚、一些灵长类动物和灌丛鸟类。例如，海豚能在镜子中认识自己，能够区分社交团体中的成员个体。由于将觉知归于他人需要区分自我和他人的能力，因此这些能力被认为是 ToM 的基础能力。

① 又称 21-三体综合征、先天愚型，是一种由染色体异常导致的疾病。——编者注

人类主要在社交环境中使用 ToM；大多数研究人员认为，这种认知功能是随着社会生活所带来的选择压力而发展起来的[9]。根据这种推理，类似于 ToM 的能力只有在群居生活的物种中才能观察到，如人类、大多数灵长类动物、海豚和狼等。

尽管如此，我们也可以想象，如果捕食者将觉知归于猎物，捕食者捕获猎物的能力会大大增强。这一想法揭示出一种有趣的可能性，即掠夺而非社会选择压力塑造了 ToM 的进化。如果真是这样，就进化的时间而言，类似 ToM 的能力会比以前所认为的更加古老，因为几乎可以肯定，狩猎比社交生活发展得要早。

最近新发现的太平洋条纹大章鱼表现出了独特的狩猎行为，表明这种动物可能具有类似 ToM 的认知能力，这一发现支持刚提到的后一种观点[10]。当狩猎虾时，这种章鱼使用的似乎是"肩膀敲击恶作剧"的策略。在确定了猎物之后，这种章鱼会呈现出深色皮肤图案，然后非常缓慢地延伸其中一个背腕，在虾的上方和周围拱起。准备好了以后，它们会降低伸出的背腕的尖端，在虾后面轻拍虾的身体后部，这样一来，虾便向前跃入它们的另外 7 只背腕中[11]。

太平洋条纹大章鱼是少数已知的社交章鱼种类之一，其他绝大多数章鱼是独行且同类相食的。尽管如此，在上述示例中，太平洋条纹大章鱼类似 ToM 的行为主要运用在掠夺性环境中。此外，类似 ToM 的狩猎策略在其不合群的姊妹物种太平洋条纹蛸中，也是同样的用法。用拟人化的描述方式来说，太平洋条纹蛸使用的狩猎策略会让人联想到电影中男人的诡计，即在打呵欠或伸展手臂时，搂住约会对象。总之，这些在章鱼身上观察到的结果至少支持了以下假设：掠夺性而非社交选择压力导致了类似 ToM 行为的出现。

虽然太平洋条纹大章鱼的狩猎策略与"肩膀拍击恶作剧"的相似性可能仅仅印证了海德－西梅尔幻觉，但这种动物能够在特定的环境中调整策略，表明它们具有真正的 ToM。当猎物的视野受阻，如太平洋条纹大章鱼正在寻找寄居蟹，而寄居蟹的贝壳从背后覆盖了身体，此时太平洋条纹大章鱼会使用直接突击策略而不是拍击策略，这表明它们知道猎物之间的区别：一种猎物可以看到捕食者，而另一种则不能看到捕食者，并会采取相应的行动。虽然这些观察可能无法说服怀疑论者，但它们确实表明太平洋条纹大章鱼采用了灵活的认知策略，而不仅仅是精心设计的学习惯例。

不过，解剖学的问题仍然存在：章鱼的脑与人类非常不同。章鱼并没有任何被认为是 ToM 基础的皮层区域。尽管如此，章鱼由于特殊的大脑化和神经元扩张程度使得它们与其他无脊椎动物区别开来。事实上，章鱼被认为是最聪明的无脊椎动物，它们的神经系统由约 5 亿个神经元组成，是小鼠大脑神经元数量的 6 倍。另外，与人类、海豚和大象一样，章鱼的脑表面同样有褶皱，从而能在一个狭窄的空间内"装入"更多神经元，而其他头足类动物的脑表面光滑。因此，尽管章鱼没有与 ToM 相关的皮层区域，但它们具有特别大的脑容量，并且可能已经进化出不同的解剖结构来解决 ToM 的问题。

也许，确定章鱼是否具有 ToM 最有效的方法，是证明人类中与 ToM 相关的重要基因在章鱼中的同源基因对于章鱼类似的 ToM 行为同样必需。目前，科学家正通过实验测试这种可能性。有趣的是，章鱼至少有两个与孤独症有关的同源基因 [12]。尽管对于这些基因可能控制章鱼中的 ToM 的假设似乎有些牵强，但实际上这种所谓的深同源性（deep homology）具有优先权。例如，无脊椎动物的复眼与脊椎动物的眼睛在解剖学上非常不同，脊椎动物与无脊椎动物谱系彼此分开的时间远早于进化出两种类型眼睛的时间，然而在脊椎动物和无脊椎动物中，*Pax6* 基因是形成两种类型眼睛所必需的。

最近，研究人员在人类和非洲灰鹦鹉中发现了一组控制语言的同源基因，尽管两者在大脑解剖学上存在差异，且两者之间缺乏共享语言特征的祖先[13]。如果操纵孤独症基因会影响章鱼中类似 ToM 的狩猎行为，那将是深同源性的新例证。此外，由于这将表示章鱼能够使用控制人类 ToM 行为的相似基因，因而即使章鱼的脑组织与人类完全不同，这种发现也将证明，是基因而非特定的神经回路赋予了不同物种复杂的脑功能。

25
乐于助人是我们的天性吗

● 佩姬·梅森（Peggy Mason）
芝加哥大学神经生物学教授

我酷爱灾难片。任何曾经看过《空前绝后满天飞》（*Airplane*）、《海神号遇险记》（*The Poseidon Adventure*）、《世界末日》（*Armageddon*）、《惊天危机》（*White House Down*）或诸如此类电影的人都知道，这些程式化的惊心动魄的动作电影揭示了人类的戏剧性[1]。我们被自己关心的人物引入剧情，并且知道不是所有的人都能幸存下来。那些自我牺牲的人因拯救他人而散发出耀眼的光辉。尽管可怕的结局不可避免，但我们还是乐于看到人们能帮助他人。电影特效可能很有吸引力，但对灾难片来说，其不可抗拒的吸引力更在于它们可以让我们有机会间接地体验到人们互助的喜悦。虽然电影中高尚的英雄人物似乎体现了人类的本性，但我认为，他们实际上是地球上有毛的野兽（哺乳动物）共同进化的理想象征。

施助行为是哺乳动物的一种基本行为。哺乳动物出生时和出生以后的一段时间里都要依赖母乳[2]。新生的哺乳动物无法独立生存，它们必须依赖母亲。没有母亲，新生的哺乳动物在没有干预的条件下无法生存。由此，所有的哺乳动物在生命之初都需要帮助。

母亲对孩子的照顾不仅仅是提供营养[3]。哺乳时，母亲会给予孩子温暖。这很有必要，因为新生哺乳动物没有太多的活动，他们产生促进生长和发育的代谢热量的能力有限。哺乳动物的双亲（通常是母亲）能够提供庇护场所，以确保后代免受天敌和恶劣天气的侵害。在大多数哺乳动物中，母亲的乳汁对某种初始免疫系统的形成很重要，缺乏这种系统会导致相当高比例的新生个体罹患致命的传染性疾病。虽然人类与其他几种灵长类动物会在怀孕期间而非出生后转移抗体，但成功哺乳仍然有巨大的进化优势。

通常，受到精心照料的后代会成长为健康的成年个体，而缺乏良好护理的幼崽要么死去，要么无法茁壮成长[4]。在整个进化过程中，这种规律使得更多后代得到了很好的养育。因此，从考拉到熊猫、黄鼠狼，当然还有人类和其他灵长类动物，母性行为成了哺乳动物的仪式性行为。

尽管母亲提供了全面的护理，如温暖的、增强免疫力的、能提供母乳的屏障，但这并不足以确保婴儿成长为正常的、适应社会的成年个体。在研究恒河猴的几十年中，美国心理学家哈里·哈洛（Harry Harlow）曾指出，社会互动，尤其是与同龄人的互动，对正常的社交能力发展至关重要[5]。猴子被关在温暖的笼子里，能不受限制地获得母乳，并且完全不受潜在危险的伤害，这些被认为是灵长类动物生存的理想条件，但如果被剥夺了同其他年轻猴子玩耍的机会，猴子就会产生精神障碍。

与世隔绝的猴子从出生起就变成社会上的异类[6]。它们要么无所畏惧，要么遭受致残的恐惧；它们不会适时地表现出应有的恐惧。作为成年个体，它们与正常饲养的猴子很不同。与世隔绝的猴子表现出重复行为，如摇摆或自我拥抱，这不免让人联想到孤独症。有些猴子拒绝进食，甚至需要给它们插管来强迫进食，以避免其死亡。此外，它们也不能交配，而当通过人工授精受孕时，雌性并不关心它们的后代。

哈洛在实验中传达的关键信息是，对哺乳动物而言，要想在自然环境中成长，需要比拥有健康的肺、心脏或肾脏更多的条件。即不仅需要哺乳这样简单的物理条件，也需要社会化对神经回路的影响。此外，不仅仅是准妈妈需要社会化，所有的后代，无论是雄性还是雌性，都要学会与其他个体相处。这表明，社会化具有普遍的重要性。成年哺乳动物能从群体生活中获得优势，因为它们能够更好地获得食物。群体生活也有助于个体获得适当住所或栖息地的机会增加，从而使其免受食肉动物的侵害。维系群体生活的其中一种方式就是亲社会行为或帮助。

社会学家菲利普·孔兹（Philip Kunz）和麦克尔·伍尔科特（Michal Woolcott）曾进行了一次"圣诞卡实验"，这次实验显著地展示了从接受到主动给予的力量[7]。在这项实验中，研究人员随机从一份名单中选择出 578 个名字。由孔兹和他的妻子签名的圣诞卡被送到了这些陌生人手中。后来，超过100 名收件人（约 20%）寄回了卡片，有些人还寄回了暖心的留言和全家照。在一次电台采访中，孔兹透露，他在长达 15 年的时间里一直收到卡片[8]。这种互惠效应对人类来说是如此强烈，以至于人们利用它来提高捐赠率。当慈善机构发送小礼物（如地址标签贴纸）募捐时，捐赠率明显地增加了 35%。[9]

互助现象也存在于其他动物中，其中一个例子就是雄性吸血蝙蝠，它们会与其他雌性吸血蝙蝠分享血液。作为人工养殖的蝙蝠，吸血蝙蝠普遍熟悉彼此，但遗传亲缘不同，影响血液分享的最大因素是一只捐献者吸血蝙蝠是否曾接受过来自特定蝙蝠的血液[10]。换句话说，吸血蝙蝠优先为以前给自己分享过血液的吸血蝙蝠分享血液。这种互惠关系并没有推广到整个吸血蝙蝠社区。接受血液并不能使吸血蝙蝠更倾向于向其他任何吸血蝙蝠提供血液，而是显著提高了向给予自己血液的同一吸血蝙蝠提供血液的可能性。

互助仅此而已，并不能解释在灾难期间的帮助行为。面对因飓风、地震或类似灾难而受到威胁的人，人们往往付出巨大的潜在个人代价来提供帮助。在这些情况下，人们甚至会帮助陌生人。为什么会这样？

如果互助、亲属关系和自身利益不构成激励因素，那么什么可能促使人们互相帮助呢？其中一个答案可能是，人们互助是因为在思考可能的行动问题和潜在后果后，最终得出结论：帮助他人是正确且符合道德的行动方针。如果真如此，那么显然帮助仅限于人类。然而，例外比比皆是。实验证据证实，猿和猴子也可以通过为其他猿和猴子提供食物、工具等来施以帮助[11]。

非人灵长类动物帮助无关个体的事实驳斥了一种观点，即帮助需要通过宗教、道德或教育机构的文化传播。事实上，在一项针对分享的研究中，来自世界各国的1 000多名儿童参与贴纸分享研究，结果显示宗教信仰程度与分享的慷慨度成反比[12]。来自有宗教背景家庭的孩子分享的贴纸比宗教背景较少的孩子要少。令人感兴趣的是，宗教信仰与儿童对接受惩罚意识到的不良行为有多大兴趣呈正相关。

在过去的10多年中，人们越来越清楚地发现，互助的源头可以追溯到与哺乳动物亲缘关系很远的物种，远远超出灵长类动物。事实上，7 000多万年前的啮齿动物就已经表现出了亲社会行为。例如，即使与被困大鼠完全陌生，其他大鼠也会帮助被困大鼠逃离不适的场所[13]。面对与其他大鼠共享食物或独自享用的选择时，大鼠通常会选择前者[14]。尽管存在巨大的物种差异，但人类和大鼠共同拥有察觉并帮助减轻其他个体痛苦的能力。

有人可能会想：这一切都很好，但我确信人类在帮助方面比老鼠甚至黑猩猩更优秀。事实证明，相当比例的黑猩猩和人类幼儿（4 岁前）都存在帮助陌生个体的行为[15]。此后出现了一个有意思的转折：随着时间的推移，人类幼儿不会变得更倾向于帮助他人，而是变得更容易歧视他们愿意帮助的人。黑猩猩也是如此。根据经验得知，黑猩猩和人类幼儿更有可能帮助其他曾帮助过他们的个体，同时也要求互惠互利。有趣的是，只有人类幼儿在帮助其他社会成员方面变得更具选择性。从本质上来讲，人类幼儿学会了对某些人不提供帮助。

马丁·路德·金曾说过："生活中最迫切而持久的问题是，你为别人做了什么？"答案写在我们的生物遗传图谱中。我们与哺乳动物近亲一样，注定会帮助那些处于困境中的其他人。

26
热烈而浪漫的爱情

● **露西·布朗**（Lucy L. Brown）
阿尔伯特·爱因斯坦医学院神经科学教授兼神经病学临床教授

仅仅在 2016 年的一个月里，世界各地就有 40 万人坐在计算机前向谷歌提出了同一个问题："爱情是什么？"搜索页面的头条给出了答案："爱情是一种本能的力量。无论如何，我们都不能控制、要求或者夺走爱，就像我们不能控制月亮一样。"[1]

爱情确实是一种本能的力量。从神经科学角度来看，强烈的爱情与潜意识层次的大脑神经回路调控有关。这些先天的回路非常重要，它们位于脑干附近，调节我们最基本的生存反应，如呼吸和吞咽。与爱情有关的基本系统也位于这一区域，这解释了我们为何会在恋爱早期和失恋之后无法自拔。我们很难控制自己对爱情的感觉和行为，就像口渴时必须寻找水源和饮水一样。我们可能会对正在约会的人、配偶、父母、孩子、兄弟姐妹、朋友甚至宠物说"我爱你"。这里所说的那种"爱"，是一种无意识的力量，它能轻易地颠覆我们的生活，是一种早期的、强烈的浪漫之爱。此时，我们渴望与另一个人进行情感结合，甚至超越了性，就如同"要爱汝深深几许？今且听吾细数之"一般，一种让我们整天想着对方的强烈之爱[2]。心理学家多萝西·特诺夫（Dorothy Tennov）将其称为"纯爱"（limerance）[3]。伊莱恩·哈特菲尔德（Elaine

Hatfield）设计了一份测量问卷，她将其称为"激情爱情量表"[4]。其他心理学家则研究了西方文学，并建立了"爱情态度量表"，该量表有 6 种不同类型的爱，从"eros"（情欲之爱）到"storge"（友谊之爱）[5]。这些是浪漫爱情的各个方面，对它们进行测量有助于揭示浪漫爱情的变化和可预测的本质，且有助于建立对相关大脑系统的思索。

人类学家海伦·费舍尔（Helen Fisher）将早期浪漫爱情置于进化的背景下。她认为，这是人类进化策略的一部分，可以将自身的基因传递下去，发生性关系、生育后代，然后保护自己并在后代成长过程中保护他们[6]。这种观点有助于理解浪漫爱情，并能反击那些认为浪漫爱情不存在、不可思议或不重要的人。费舍尔认为，人类繁殖有 3 个要素：欲望、吸引（浪漫）、依恋。欲望是性冲动，是物种生存所必需的原始系统。吸引是我们在其他动物求爱时观察到的一种行为，就像雌孔雀接近雄孔雀及其华丽的尾巴一样。这种求偶行为和吸引反应与生殖性行为一样，对物种生存同样重要。吸引之所以重要，是因为人们会将注意力集中在某个人身上并持续数月，保持浪漫的愉快感，并能在他人提供的保护之下免受伤害。这是一种配偶选择：通过进化，夫妻在一起的时间足够长，孩子则可以从母亲那里获得营养以成长为独立的个体[7]。长期的依恋则有利于家庭群体的成功，个体也更易受到进一步的保护。

在这种背景下，我们中的一些人，包括海伦·费舍尔，决定研究早期阶段的强烈浪漫爱情的神经生物学机制，以了解为什么人们为了同他人在一起而改变自己的生活；另外，心理学家对爱情的定义和起源有不同的看法，那么，爱情究竟是一种情感还是一种动力？[8]情感通常是一种强烈的感觉，浪漫无疑也是如此。然而，与浪漫相关的愉悦情绪可能有来有去，并被焦虑或由嫉妒引起的愤怒等情绪所取代，因此，将浪漫视为单一情绪可能并不合适。动力则比情绪更持久；此外，动力也有目标，如吃东西、饮水，而对另一个人的迷恋使得浪漫看起来更像是一种动力：将同另一个人在一起作为目标。目前，神经科学已经识别出与情感和目标相关的不同脑区，因此脑成像研究可能有助于我们对浪漫进行分类。

首个脑部扫描研究的主要发现是，每一个处于恋爱早期、在激情爱情量表上得分高的人，当他看到恋人的照片时，其脑干中的"奖赏－动力"区域就会被激活[9]（这一区域被称为腹侧被盖区，能够利用多巴胺。我们需要让这个脑区"知道"水可以缓解口渴引起的不适以及食物可以缓解饥饿引起的不适。我们不能没有这个系统。）。大脑中与奖赏相关的其他部分也会被激活，比如尾状核，它是大脑中多巴胺轴突末端最集中的区域。脑部活动与被试的激情爱情量表得分呈正相关。结果显示，早期浪漫爱情更像是一种动力，而不是一种情感。坠入爱河时，我们会有很多情绪，如从兴奋到焦虑；但爱情的本质却是一种想要与对方在一起的动力。有一点非常重要，我们与在纽约、伦敦和北京的同行进行的脑成像实验证实，大脑中对早期浪漫爱情的潜在奖赏系统跨越了不同的文化，虽然不同文化对强烈浪漫爱情的态度和看法存在很大差异[10]。

当瘾君子吸食可卡因时，他们脑干中的"奖赏－动力"系统也会被激活[11]。我们都知道，滥用毒品能令人产生愉悦感，并促使人们为了得到毒品而做出不理智的事情。这样看来，浪漫的爱情就更容易理解了：它可能是一种重要的本能冲动，一种积极的成瘾行为。研究发现，强迫性吸毒症状与浪漫爱情有许多相似之处，尤其是对心碎的"戒断"：两者都与愉悦、渴望、迷恋以及为人或毒品而做出冒险的行为有关[12]。希望未来此类研究能找到帮助人们解决物质成瘾以及心碎期间的"人瘾"的方法[13]。

到目前为止，还有一个重要的问题尚未解答：为什么我们会被某个特定的人吸引并爱上他，而不是另外一个人？这显然与羽毛的颜色无关，不过许多人认为，它与指甲油、口红、头发或跑车的颜色有关！为了研究这个问题，研究人员进行了一组大脑扫描实验 [14]。研究人员测量了情侣们在速配后的大脑活动，速配可以快速评估一段潜在的恋爱关系。被试对另一方的选择取决于另一方的面部吸引力，而这又与腹侧被盖区等大脑奖赏区域有关。最重要的是，每个人的个性选择（如"看起来很甜美"）与脑干的奖赏区域无关，却与新皮层的部分区域有关，我们会与他人进行比较，并评估自己与他人之间的相似性 [15]。当然，大脑中没有任何区域只负责一件事，但研究结果表明，评估自己与他人的相似之处是我们最初选择伴侣的关键。这虽是一种高级的社会认知，但却不一定有意识的参与。没有一个被试会说他们在进行比较。

那么，浪漫和依恋过程中的其他认知过程与个体差异又如何解释呢？大脑图谱研究显示，新皮层的活动变化反映了我们的个性、共情倾向、对恋爱关系的满意度，以及我们在恋爱关系中的"友谊之爱"的量表得分 [16~19]。新皮层的变化与恋爱关系的持续长短有关，而这段关系涉及记忆、注意力和自我意识 [20]。例如，额下回、岛叶皮层、胼胝体下回和前额皮层的大脑活动变化与恋爱关系早期和后期的关系满意度有关，这表明共情、积极体验和情绪调节对恋爱来说很重要 [21]。在与同理心相关的大脑皮层区域，"高度敏感"的人或"谈判专家"比其他人激活得更多 [22]。很明显，新皮层及其辅助的认知过程决定了大多数人的个体差异，但迄今为止，在男女恋爱的研究实验中，未在大脑皮层或脑干中发现个体差异，也未在同性伴侣和异性伴侣之间发现差异 [23]。

在大脑神经回路的帮助下，我们生存并将基因遗传给下一代。浪漫的爱情是这些回路的一部分，它的细胞机制与我们渴望至关重要的美味食物和饮料的细胞机制相同。浪漫的爱情还需要神经递质和激素，如多巴胺、催产素和抗利尿激素，这些物质对奖赏检测、运动、口渴感和繁殖等基本功能至关重要。由于浪漫和依恋如此有必要，且对生存如此重要，以至于爱情变成了一种正常的、积极的成瘾行为，是大自然在我们大脑中塑造出来的。我们需要彼此，会花很多时间寻找浪漫，就像在饥饿时专注于寻找食物一样。

在这个世界上，我们需要彼此进行保护及获得乐趣，而不仅仅是为了生儿育女。浪漫的驱动力存在于各个年龄阶段，与子女无关，也与性别无关。我们可以通过亲密的恋爱关系来充实、奖励和保护自己。对于恋爱关系中涉及的认知脑区，每个人可能会有所不同，但却都有一个原始的"奖赏－动力"系统。我们通过它坠入爱河，日复一日地追求另一个人，并与那个人建立持久的情感纽带。大脑扫描数据表明，我们的感觉和行为在本质上并不神秘，而是与一种古老的、进化的、非人类独有的天然生存系统有关。

27
性取向是我们的选择吗

● 大卫·林登（David J. Linden）
约翰斯·霍普金斯大学医学院神经科学系教授、畅销书作家、本书编者

许多年前，一个朋友问我："你还记得自己第一次'决定'异性恋是什么时候吗？"我想了想便回答说，那根本不像是一个"决定"。从我开始有性冲动或浪漫感觉的那一刻起，甚至在青春期之前，我的喜爱对象就指向了女性。多年以后，在我上大学时，我有了很多同性恋朋友和双性恋朋友，他们建议我应该试着与男性约会，看看我是否也会喜欢男性。本着实验科学的精神，我的确尝试了，但与我同女性相处的经历不同，我从未发现有任何一位男性在性方面对我有吸引力——他们听起来、感觉起来或闻起来就是"不对"，所以我得出结论：从本质上来讲，我就是个异性恋。

通常，我们会用"异性恋""同性恋"和"双性恋"对所谓的"性取向"进行分类。不过，这只是一个粗略的衡量标准，它将爱与欲望、幻想和现实世界的行为混为一谈。确定性取向实际上是在试图确定某些感觉，而这些感觉可能会随着时间的推移而发生改变[1]。尽管如此，对大多数成年人来说，这种简单的性取向分类很有用，而且相当稳定，它捕捉到了人类性行为的一些重要方面。根据美国和欧洲的几项调查得出的最终估计值，大约有3%的男性和1%的女性被认定为同性恋，约0.5%的男性和1%的女性为双性恋，其余为异性恋[2]。

当被问及是如何选择自己的性取向时，大多数人的回答都与我很像："那并不像是一种'选择'，而是一种强烈的冲动，这种冲动在我意识到自己的性感受时就已经很明显了"。事实上，在一项调查中，只有 4% 的同性恋男性和双性恋男性表示他们"选择"了自己的性取向[3]。有趣的是，这个数字在同性恋女性和双性恋女性中略高，为 15%[4]。这一结果与其他一些证据一致，而这些证据表明，女性的性取向比男性更具延展性[5]。

那么，在明确的性感受觉醒之前，性取向可能是由早期的社会经验所决定的吗？精神分析学派的创始人弗洛伊德认为，男性的同性恋倾向起源于童年时期，是由关系亲密的母亲和充满敌意的父亲造成的（弗洛伊德对同性恋女性的关注少之又少）。另一些人则声称，男女同性恋可能都源于童年时期的身体虐待或性虐待。事实上，没有明确的证据证明这些早期的社会经历与成人的性取向之间存在因果关系[6]。此外，在许多情况下，甚至找不到明确支持这种相关性的证据。例如，比较异性恋女性和同性恋女性的调查结果有所不同，有些报告称同性恋女性在童年早期遭受身体虐待和性虐待的发生率更高，而另一些报告则没有发现区别[7]。此外，由单身母亲或同性恋夫妇（女性）抚养的孩子与由异性恋夫妇抚养的孩子相比，成为异性恋的可能性并无高低之分[8]。值得注意的是，没有明确的证据表明任何育儿行为会影响成年人的性取向[9]。

那么，性取向受遗传因素的影响吗？如果你是一位女性且你的姐妹中有同性恋，那么你是同性恋的概率约为 16%，而一般人群的概率为 1%；如果你是一位男性，且你的兄弟中有同性恋，那么你是同性恋的概率约为 22%，而一般人群的概率为 3%。[10] 这些数据表明，性取向呈现出家庭集中性，但个中原因并不清楚。兄弟两人平均有 50% 的基因是相同的，而他们的成长环境也很相似，因此，如果弗洛伊德的观点正确，且关系亲密的母亲导致男孩成为同性恋，那么这种效应可以在两个（或更多）一起长大的兄弟身上被发现。

　　一种将遗传与抚养因素分开的方法是对同卵双胞胎进行分析。异卵双胞胎之间的基因联系并不比同卵双胞胎紧密，他们只有约50%的基因相同，而同卵双胞胎的基因完全相同，成长环境也相似，除了被分开抚养的情况。因此，如果性取向不受基因的影响，那么可以预期，双胞胎中同性恋的比例在异卵双胞胎和同卵双胞胎中大致相同；相反，如果性取向完全由基因决定，同卵双胞胎中有一个是同性恋，那么另一个也会是同性恋。瑞典曾随机挑选了3 826对双胞胎进行研究，最终结果表明，女性的性取向约20%由基因决定，而男性的性取向约40%由基因决定[11]。这些百分比均为近似值。尽管如此，多数人普遍认为：基因是决定性取向的一个重要因素，但远非全部，而且它对男性的影响要比女性大一些[12]。需要指出的是，这些对遗传可能性的估计是针对人群的，而不是针对个人的。某些女性和男性可能携带有基因突变，这样一来，他们的性取向完全由基因决定，而另一些人的基因对性取向没有任何影响。

　　此外，不存在决定人类性取向的单个基因，许多不同的基因都会对性取向产生影响。目前，我们还没有弄清楚都有哪些基因。这并不奇怪。许多复杂的行为特征，如害羞、一般智力或冒险精神，都具有重要的遗传成分，同样并非由单个基因决定。甚至连简单的身体特征，如身高，约80%由基因决定，也受到200多种不同的基因影响，包括与软骨、骨骼、肌肉等生长有关的基因[13]。不过，没有单一的基因决定人类的性取向并不能说明单基因对性取向没有影响。

　　如果养育方式对性取向几乎没有影响，且基因只起部分作用，那么为什么有些人是异性恋，而有些人则是双性恋或同性恋呢？目前，最具说服力的观点来自独立于基因的生物学效应，最显著的是受子宫内和产后早期性激素的影响，可能还包括免疫系统的信号分子。男性通常有一条X染色体和一条Y染色体，而女性通常有两条X染色体。Y染色体上有一个关键基因，被称为

SRY 基因，可以编码一种重要的蛋白质，这种蛋白质通过影响其他基因的激活来指导男性在胚胎早期的发育。在 *SRY* 基因产物的影响下，胚胎组织的两个小团被控制分化为睾丸，分泌睾酮。睾酮对全身都有广泛的影响，是男性性征发育的关键信号，包括从生殖器到喉结，再到大脑的发育。在女性体内，其他基因会驱动相同的胚胎组织发育成卵巢，分泌重要的雌激素和孕激素，同时也分泌睾酮。需要指出的一点是，从胎儿早期开始，睾酮的分泌会出现两次不同的高峰，而雌激素的分泌从出生后不久就被抑制，直到青春期。这意味着，在发育的某些关键阶段，主要的性激素差异是，大多数男性体内的睾酮和雄激素的水平较高，而大多数女性体内的睾酮水平较低[14]。

我们不妨进行这样一个假设：当女性胎儿和女婴接触到较高水平的睾酮时，她们的大脑部分男性化了，这导致她们之后被女性吸引的可能性增加。同样，当男性胎儿和男婴接触到较低水平的睾酮时，他们的大脑部分会女性化，从而增加他们将来被男性吸引的概率。有一些证据支持这一假设[15]。患有先天性肾上腺皮质增生的女性在胎儿时期睾酮水平有所上升，即使她们从出生后就开始服用睾酮阻断药物，她们的大脑似乎也出现了部分男性化。据报告称，约 21% 的患先天性肾上腺皮质增生的女性会被女性吸引，而普通女性中这一数据只有 1.5%。[16] 这一发现与实验动物身上表现出来的结果一致：当豚鼠、大鼠或绵羊接受增强胎儿睾酮信号的处理后，雌性在成长过程中会表现出典型的雄性性行为：它们会骑上雌性，而不会表现出前凸（lordosis）的姿势（这种姿势会鼓励雄性骑在自己身上）。相反，授受降低睾酮信号处理的成年大鼠和绵羊，其典型的雄性性行为减少。

男性和女性的大脑到底有什么不同呢？我们能否利用差异来验证这样一个假设：同性恋男性的大脑更有可能部分女性化，而同性恋女性的大脑更有可能部分男性化？在人类中，研究主要局限于对解剖组织的分析。研究表明，异性恋男性和异性恋女性的大脑中，有些区域的大小似乎有所不同，包括下丘脑前区的 INAH3（间位核，在男性中较大）和连接大脑两侧的前连合（在异性恋女性中较大）。尽管一些报道声称，在同性恋男性中，前连合和 INAH3 的大小更像女性，但这些研究结果尚未得到明确的、独立的重复实验证明[17, 18]。

需要强调的一点是，对人体尸检组织中某一特定脑区的大小进行的测量极其粗略。包括影响性取向在内的大脑功能，是由许多微妙的因素决定的，比如神经元的化学特性、电特性和微观解剖特性，以及神经元对经历的反应等。一些造成神经功能出现巨大差异的变化是不能通过测量脑区大小来检测的。例如，异性恋女性和同性恋女性的大脑的一个主要区别可能在于某种特殊蛋白质的功能，如电压敏感性钾离子通道，它会影响神经回路中某些神经元的电行为，从而影响性行为和典型的性别行为。

从童年早期开始，女孩和男孩之间的行为基本上就已存在差异。例如，男孩更喜欢玩打闹游戏以及与无生命的物体玩具互动；而一般来说，女孩更喜欢玩非暴力游戏，且更倾向于选择玩具娃娃和动物[19]。一项对女孩和男孩群体进行典型性别行为评估并跟踪到成年期的研究结果令人意外：早期表现出典型女性行为的男孩在成年后更容易被男性吸引（75%，普通人群只有 3.5%），而表现出典型男性行为的女孩在成年后更有可能被女性吸引（24%，普通人群只有 1.5%）[20]。然而这一结果并不具有普遍性：并不是所有"假小子"都会被女性吸引，同样，也不是所有女性化的男孩都会被男性吸引。另外，在成年人中，不是所有的同性恋女性都是男性化的，也不是所有的同性恋男性都是女性化的。然而，这些发现的确是惊人的，并引出了一个普遍性的解释：性取向只是大脑功能变化的一个方面，大脑功能变化会导致一系列或多或少带有性别特征的行为产生。例如，非常规性别的女孩更有可能参与打闹游戏，不太可能参与合作的社交游戏，且在成长过程中更有可能被女性吸引。对此，最有可能的解释是，一些基因、胎儿信号，比如性激素以及其他我们尚不了解的生物因素，会影响大脑中与性别行为有关的相关回路，而性取向只是其中的一部分。

至关重要的一点是，这一模型还为弗洛伊德等人对养育孩子的错误认识提供了一种可能的解释。一般而言，与异性恋男性相比，同性恋男性的童年与母亲的联系更为牢固，与父亲的联系则更为薄弱[21]。弗洛伊德就同性恋男性研究对象的童年报告所得的相关性是正确的，但因果关系却是错误的，即并不能说抚养孩子对性取向有很大的影响；相反，影响典型性别行为的大脑神经回路的变化会影响父母和其他成年人对这些行为的反应，而这种变化最先表现在幼儿身上。

主题 5

决策

逐渐显露的意识真相

DECIDING

我们可能离建立人工智能还有很多年，但与解决量子引力问题或实现到其他量系的太空飞行不同的是，我们在理论上没有阻碍。

28
其实，我们都是科学家

● **耶尔·尼夫**（Yael Niv）
普林斯顿大学心理学与神经科学教授

你可能还不知道，其实你是一位科学家。确切地说，你的大脑是一位科学家，而且是一位优秀的科学家：它可以在做出假设后，获取多方信息，并在整合信息之后得出可靠的结论。

尽管我们还没有意识到发生于大脑中的这一短暂的科学过程，但它对大脑发挥的作用是极其重要的。这个过程主要分为 3 步。

第一步是假设。大脑一直都在做出假设或预测。我们所做的每一个动作都包含预测成分，比如"在动用这块肌肉时手臂会移动到什么位置？""我将要端起来喝的这杯咖啡有多重？"等[1]。我们可以进行一个简单的测试，在夜里或看手机时爬楼梯会很容易摔跤，因为我们可能预测还有一阶楼梯而实际上却没有了。对此，我们可以简单地抬起腿，根据感觉反馈来判断是否有楼梯，也就是感觉一下是否有一个坚硬的表面，所以，在漆黑的环境下爬楼梯需要减速并集中注意力。当经过了准确的预测，我们在正常情况下爬楼梯时就会很快速且毫不费力。

这也是我们从经验中学习的一个过程：我们不仅要从已发生的事情中学习，还要预测即将发生什么；只有当我们的预测出现失误时，我们才会学习[2]。比如每次过马路的时候，我们都要先预测自己能否在某辆车驶来之前通过人行横道。这不是一个简单的预测，它依赖视觉输入来推断车离自己的距离和车行驶的速度，以及知道自己走得有多快，人行道有多宽。尽管预测复杂，但年幼的孩子依然能够掌握这种复杂的推断技巧并进行预测。如果教孩子过马路，我们可能会注意到他们比大多数成年人更为谨慎。这是因为他们还没有完善自己的思维模型——有关车的行驶速度和横穿马路所需的时间。他们会通过不断地尝试和犯错，观察自己的预测与现实之间的差异来进行完善。孩子每次过马路的时候，虽然会像其大脑预测的那样成功地穿过，但他们的大脑会自动记录下预测与现实之间的细微差异，如通过马路时车离自己还很远。接着他们将学会相应地调整自己的预测，一段时间后，他们就能像成年人一样过马路了。

我们从持续一个多世纪的关于经验学习的研究中了解到，世界上所有的动物，从蜗牛、蜜蜂到猴子、人类，都是在预测后将预测与现实进行比较来学习的[3,4]。这被称为"错误驱动学习"（error-driven learning）：我们不是从已发生的事情中学习，而是在发现对即将发生之事所做预测出现失误时才学习的。

第二步是收集数据。我们会通过与证据进行对比来验证自己的假设。神经科学家通常可以收集数据来检验大脑的工作理论，而这些数据有几个不同的来源，如大脑中单个细胞的行为、有创记录的活动以及大脑区域整体活动的无创成像。由于每种类型的测量只能提供关于大脑工作的部分信息，为了得出可靠的结论，我们必须尽可能多地结合不同来源的信息，也就是证据。它不仅是科学发现的支柱，在新闻、艺术等其他领域中也同样重要，就好比我们在总结某位画家的个人风格时，必须将其与同时代的其他人做对比，而不仅仅是根据他的一幅画甚至所有的绘画作品就做出结论。

　　大脑会自动地寻找确凿的证据：它会结合并优化不同来源的信息以了解世界[5]。这些来源就是我们的感官。你是否会觉得当看到某人的脸时能更好地听到他在说什么？那是因为大脑结合了视觉（眼睛可以读懂唇语）和听觉来解释语言，尤其是当周围有干扰时更显得重要，比如周围有人在说话或有噪声时[6]。再比如在墙上钉钉子。我们靠直觉就知道，避免打到拇指或墙的最佳方法是用自己的拇指而非他人的拇指来固定钉子。这是为什么呢？当然如果是别人用拇指固定钉子，肯定是打不到自己的。如果我们没有固定住钉子，只靠眼睛是没有足够的信心来瞄准的。我们会使用本体感受器——关节传感器传来的信息来判断肢体在三维空间中的位置。通过自己固定钉子，就能将本体感觉和视觉结合起来，从而能够准确地瞄准目标。

　　第三步是得出结论，即在做出精确的、有根据的预测并收集所有可用的数据之后，科学家就会来解释实验现象。大脑也是如此。世界本质上是模棱两可的，我们可以在任何时候对知觉输入进行多重解释。想象一下：当我们晚上经过厨房时看到从窗户射进来的光。我们会怀疑这是房间里的光线从玻璃反射回来的，还是外面有人用手电筒照房子？为了解释这些感官信息，大脑会很好地结合我们先前对这些事件的看法，比如很少有别人来、窗户经常反射光线，然后解释所有感官信息的可能性，如"光线反射的角度是多少？""这是自己见过很多次的角度吗？"即如果这是反射的光或是另一个人干的，你有多大的可能感知到这个场景。最后，我们会在瞬间做出反应[7]。

　　很重要的一点是，我们要意识到自己所感知的现实是主观的，是被解释出来的，而不是客观事实。在某些情况下，我们的结论可能会被推翻。例如，对于精神分裂症患者而言，毫无意义的事件和其他干扰在主观解释上都是很有意义的，从而导致幻觉、妄想和偏执。例如，这些患者会觉得来自暖气片里的蒸汽的微弱声音是有人试图向他们传达信息或是外星人在监视他们的行动。另外，记忆同样不是对事件的真实记录，而是经过了我们自己的解释，这也意味着，来自证人记忆的证词或与同伴吵架时的回忆并不完全可靠[8]。

其实，大脑总是在努力地理解"真相"——完全客观的事实，但是，我们的感知远不是对客观现实的简单记录，而是总在试图洞悉感官输入的因果结构：解释我们听到、看到或闻到的东西的最简单"理论"是什么。正如许多知觉错觉所证明的那样：我们并没有看到真实的世界，相反，我们感知到的其实是大脑给出的一种解释，它是在对已有数据进行解释后形成的一个完整的"故事"。而这，正是科学家在做的事情。

29
比金钱更吸引人的是什么

● **迈克尔·普拉特**（Michael Platt）
宾夕法尼亚大学文理学院心理学教授、沃顿商学院市场营销学教授

询问任何一位广告营销主管，对方都会告诉你"性感营销"的概念。其实，这种推销产品的方式并不新奇。早在 1871 年，珍珠烟草品牌（Pearl Tobacco）就印制了一张带有几乎全裸女子形象和公司商标名称的海报。几年之后，W. Duke & Sons 公司又在香烟包装中加入了带有性感女郎照片的交易卡片。虽然这两个案例中所使用的性感照片都与产品属性或质量无关，但产品销量确实都有所上涨。在一个半世纪后的今天，要让广告脱离性元素似乎不可能。但是，"性感营销"为什么会出现？难道性感照片能激发我们的生理需求和冲动，以某种方式促使我们购买产品？[1]还是说，由于性感照片已通过媒体被大众了解并得到广泛传播，营销人员只不过是利用了人们对性感照片文化的迷恋从而延续了这一做法？[2]

借助知名人士来推销商品则是"名人营销"的一种做法。如今，包括演员、音乐家、运动员在内的明星，已成为广告公司的营销点；另外，政治家和商业领袖等有权势的人也可以促进产品销售。为什么要用名人来进行推销呢？名人通常不会使用他们所代言的产品，他们的认可也与消费者体验无关。对此，市场研究人员提出了一种解释：人们希望在美貌、财富和权力方面更像名人，因

此认为与名人使用相同的产品能帮助自己实现这一愿望[3]。

最近，我和同事得出了一种全新的解释：商品之所以能依靠"性感营销"和"名人营销"大卖，是因为经过大脑的精细优化后，部分社会信息得以优先处理[4]。社交生活很具有挑战，因为它能引起专门用于识别、记忆人物特点并推断他人心理状态的神经回路的进化，这有助于预测他人的行为并由此做出较好的社交判断[5]。其实，不仅仅是人类大脑能响应社会环境从而发生明显的改变，作为人类的近亲，各种猴子同样生活在一个大型的、复杂的且不断变化的社会之中[6]。行为研究表明，这些灵长类动物也能识别同类，记录先前的遭遇，同情亲友，并推测出同类的心理状态[7]。

实际上，密切关注社交线索可以帮助我们做出更好的决定。从进化角度来看，这些线索包括某异性能否成为一个好的潜在配偶，以及那些位高权重人士的存在是否会使我们与理想伴侣或营养美食的距离更加遥远。事实上，男性／雄性猴对那些反映女性／雌性猴子生育能力的线索都异常敏感。男性通常认为，处于排卵期的女性比非排卵期的女性更有吸引力，他们会给跳贴身舞的处于排卵期的女性更多小费[8, 9]。同样，雄性恒河猴更喜欢观看人工染红过的雌性恒河猴的图片[10]，因为面部和后肢发红预示着排卵和性接受[11]。

尽管研究较少，但现有的数据表明，女性／雌性猴子对有关男性／雄性猴子的线索也很敏感。处于排卵期的女性倾向于选择有着宽下颚轮廓、长扁型眼睛的男性面孔[12, 13]，而雌性猕猴在排卵期间更倾向于与更高级别的雄性猕猴交配，并且更喜欢在繁殖季节因睾酮激增而面部发红的雄性猕猴[14, 15]。还有一些研究发现，人类和猴子都更加关注社会等级高的个体，并尽可能地追随他们的目光[16]。

　　这些发现支持了这样一种观点，即有关配偶质量和地位的社会线索对指导动物的社交行为很有用，而且这些线索能被大脑优先考虑。我们利用人和猴子进行了实验，来验证了这一想法：我们设计了一个行为学测验，即"按次付费测试"（"pay-per-view test"），它能测量个体在没有意识的情况下对图片的重视程度[17]。在每次测试中，猴子或人可以在计算机提供的两个选项中进行选择。选择任何一种猴子都可以获得可预测的食物或果汁奖励，而人则可获得可预测的现金奖励。其中，"社交"选项显示了与食物或现金支出无关的图片，而"空白"选项则没有。在部分测试中，社交选项比空白选项支付得更多，而有些测试中却更少。在多次测试中，我们会随机改变哪些图片可被显示出来。猴子的社交图片包括社会地位高的雄性、社会地位低的雄性和雌性的面孔，以及雄性和雌性的生殖器。人的社交图片全是异性，这些异性成员的外表吸引力会因另一组参与者的评分而有所不同。

　　通过计算被试选择每张图片的频率并将其作为支付函数，我们可以推断出他们在观看每种图片时要花多少钱。这种"支付意愿"是衡量经济价值的经典指标[18]。我们发现，男大学生在看到一位有魅力的女性时比看到一般女性时多付了 0.25 美分。相比之下，女大学生对于性感男性的热情普遍不高。猴子也重视性别和地位[19]。雄性和雌性都愿意"花钱"（接受较少的食物或果汁）看异性生殖器和地位较高的雄性的面孔，但必须获得支付才会看社会地位低的雄性的面孔。我们通过展示预测被试等待图片的时间以及为维持图片所做的努力，验证了人类的支付意愿度量。

　　这些研究表明，有关性别和社会地位的信息很有价值，它们可以替代食物、果汁和金钱等其他奖励。猴子和人类之间有着惊人的相似度，或许灵长类表亲和人类在有关性别和社会地位信息的优先处理顺序上共享着同一套大脑机制。为了验证这一想法，我们进行了另一项研究。当男大学生（异性恋）看到具有不同吸引力的女性面孔或当他们观看从学费中存取钱的过程时，我们利用功能性磁共振成像对他们的大脑进行了扫描[20]。结果显示，当他们看见具有吸引力的女性面孔时，他们的大脑中曾被认为与处理奖赏有关的脑区会被强烈激活，如眶额皮层、腹内侧前额皮层、内侧和腹侧纹状体等，而且大脑中神经活动会随着吸引力的增加而增强。金钱奖励与损失的效果也相同，这说明该脑区反映了社会地位和金钱回报的抽象价值。这些信号代表了"效用"这一经济学概念与生物学之间的关联，即一个人的内心对某种商品或服务的渴望或满足，是进行决定的基础[21]。

为了揭示这些脑成像信号的生理基础，我们利用微型电子传感器来测量不同猴子在相同脑区的单个脑细胞的放电活动。当雄性猴子选择去看雌性生殖器、社会地位较高的雄性的面孔或大量果汁奖励时，它们的大脑中的一些神经元的放电活动会显著增强；但当它们选择社会地位低的雄性的面孔或少量果汁奖励时，相应的放电活动会相对减弱[22]。所以说，我们鉴定出了一类响应面孔图片和生殖器的神经元，而不是响应果汁的神经元。这些发现表明，在大脑的奖赏系统中，存在专门用于识别和优先排序重要社会信息的神经元[23]。

大脑顶叶皮层是一个值得留意的区域，它可以根据事物的社会重要性和奖励分量发出选择总价值的信号[24]。即使有许多不同刺激物会干扰我们的注意力，这些神经元中社会价值和非社会价值信号的汇聚也可以促使我们熟练地掌控复杂的环境。

这些发现有助于解释性和地位在广告中的影响力。我们猜想，区分社会信息优先级的大脑机制会被性或地位与特定品牌或产品联系起来的广告所激活，而且这种激活可能偏向于对产品的偏好[25]。为了验证这一想法，我们利用猕猴开展了一次社会广告活动：在耐克、阿迪达斯、多米诺、比萨饼等标志中配上一些与猕猴有关的社会形象，如雌性猕猴生殖器、社会地位高的雄性猕猴的面孔、社会地位低的雄性猕猴的面孔，或者仅仅配上一些经过重新排列的、像素相同的图片（使猕猴无法识别——两者需要保持相同的亮度、对比度和颜色，因为这些刺激是能够引发注意变化的其他重要因素）。在广告后触摸屏幕的猕猴会得到甜食，然后它们会在与社交形象配对的品牌或其混乱版本的品牌之间进行选择。

这次广告宣传活动非常有效，我们发现，猕猴对与性和地位相关的品牌产生了偏好。雄性猕猴和雌性猕猴都喜欢与性暗示和社会地位高的猕猴的面孔配对的品牌。这些发现证实了这样一种假设，即优先考虑与性和社会地位有关的信息的大脑机制，塑造了如今对市场营销者有利但或许对我们自身不利的消费行为。

30
是什么决定了美

● **安简·查特吉**（Anjan Chatterjee）
宾夕法尼亚大学神经病学教授

我们都会为视觉上的美而着迷。我们会发现自己会被颜值高的人、优美的风景和美好的事物所吸引[1]。这种被美吸引的经历很生动且会即刻发生，除非我们对这种美很熟悉，否则它将具有难以言喻的魔力。那么，为什么一些线条的轮廓、形状、阴影以及颜色会让我们如此兴奋呢？

在本篇文章中，我将着重介绍人脸，将其作为可能很美的事物的重要例子进行阐述。科学家已经开始研究美学背后的生物学意义。测量是科学研究的基本方法，而当用这种方法来研究美时，可能会在一定程度上令人生厌。面部美貌程度的测量有一段不堪的、与宗教和种族歧视相关的历史[2]。例如，18世纪的荷兰艺术家、解剖学家彼得鲁斯·坎普尔斯（Petrus Campers）曾发明了一种基于面部角度颌面角的面部特征测量法：构成面部角度的一条边从鼻孔延伸到耳朵，另一条边从下颌骨最突处延伸到额头最突处。非洲人和亚洲人的颌面角接近 70°，欧洲人的颌面角接近 80°。坎普尔斯提道，"以一种有规律的连续方式来思考这种安排很有意思：猿类、猩猩、非洲人、霍顿督人（Hottentot）、马达加斯加人、西里伯斯人（Celebese）、中国人、蒙古人、卡尔梅克人（Calmuk）以及各种欧洲人"[3]。这一排序被用来说明欧洲人的面部特征在客观美学等级中位于最高级[4]。

除去这段不光彩的历史，很多研究表明，构成美丽面部的特征与人种或族群无关。这些特征包括均质性、对称性以及雌激素和睾酮的生理效应。为何我们感觉具有以上特征的面部是美的呢？以下两股进化力量为我们提供了一定的洞察方向：自然选择和性选择。前者可以提高生存概率，后者则可以增强物种繁衍能力[5]。

在实验室中，科学家通过计算机编程将不同人的面部特征综合起来构成了"大众脸"。尽管每个人对美有不同的偏好，但"大众脸"仍然被认为比单独个体的面部更吸引人。这种效应在西方国家、中国以及日本的研究中均有发现，而且这种效应在同种族内与种族间均存在[6]。实验室模拟出的"大众脸"与真实社会中人群的集中趋势长相非常类似[7]。或许，混合了不同人群的生理学特征意味着更大的基因多样性，而这种多样性也意味着在不断变化的环境中能更灵活地适应和生存下来。均质化的"大众脸"特征就像在展示个人的健康。这些推测可能适用于过去数百万年的情况，在该阶段大脑已经进化，但可能并不适用于现代医学和科技创新高度发展的当今环境。除了当今环境的差异，一些研究通过将之前的健康档案和医疗记录进行对比，还预示了均质性与健康存在相关性[8]。

在美的进化论中，关于面部对称性的观点遵循类似的逻辑：展示健康[9]。很多异常的发育会导致生理上的不对称；而对称性暗示了一个人具有健康的免疫系统。寄生虫在人类进化中扮演了重要角色，它会导致许多动植物以及人类出现生理不对称。由于免疫系统的功能存在差异，不同的人对寄生虫表现出了不同的敏感性。因此，面部和身体的对称性可以反映个体对寄生虫的抵抗能力。与之相应的是，当着重考虑吸引力时，来自 29 种不同文化的数据显示：

与较少感染寄生虫的地域的人群相比，来自寄生虫流行区域的人群更重视伴侣的外貌吸引力[10]。

性别二态性是帮助我们理解为什么很多人觉得某些生理特征具有吸引力的另一个指标[11]。由雌激素驱使的女性特质暗示着生育能力。男性更易被那些面部特征结合了年轻美和成熟美的女性所吸引，而这些特征暗示了高孕产率。太孩子气的面容可能暗示着不成熟，而女性需要某些程度的性成熟来生养孩子。因此，男性会觉得那些有大眼睛、丰满的嘴唇、尖下巴（暗示着年轻）以及高颧骨（暗示着性成熟）的女性更有吸引力。相对于年长的女性，年轻的女性可以拥有更多的时间来抚养孩子。男性之所以被年轻又丰满的女性吸引，很可能是因为这样的女性更容易生更多的孩子，而且这种倾向会传递给后代。

令男性面部更具吸引力的生理学特征可以用进化论机制来解释。睾酮会促使男性长出宽大而方正的下巴、瘦长的面颊及浓密的眉毛。包括人类在内的许多物种，体内分泌的睾酮都会抑制免疫系统，因此，"受睾酮影响的生理学特征可被视为健康的指征"这种说法毫无意义[12]。在这个问题上，逻辑完全变了：科学家调用了"不利条件原理"①来予以解释，而不是将睾酮作为健康的指征[13]。只有那些具有强大免疫系统功能的男性才可以承受睾酮分泌对免疫系统造成危害的代价。关于不利条件原理，最常被提及的例子是关于雄孔雀和它的尾巴。雄孔雀那笨重却美丽的尾巴自然并不能帮助它们接近雌孔雀，也不能让它们灵活地避开天敌。那么为什么雄孔雀会进化出这样一个看似累赘的附属品呢？原因是雄孔雀要用它们的大尾巴向雌性展示自身的力量——可以承受需要

---

① handicap principle，又译作累赘原理，由以色列生物学家扎哈维（A.Zahavi）提出，通俗地讲就是，"一桩事可能由于它有危险而能带来更大的机遇"。——编者注

额外的能量才能维持的看上去很浮夸的尾巴。与此类似的是，寄生虫最多的地区会有色彩最艳丽的鸟类出现，这可能再次暗示：只有特别健康的鸟类才能够抵御如此多的感染并通过有趣的方式"炫耀"其夸张的肢体[14]。男性特征越明显，免疫系统可能越容易受损。存在争议的点在于，男性特征很明显的人可以在遗传上如此健康，以至于他可以将其他健康"成本"花在长而方正的下巴上。

当然，大多数年轻人选择伴侣时会被欲望驱使，并不会分析计算如何让基因存活率最大化并将其纳入遥不可期的未来考虑之中。我们更易被那些拥有更大潜能孕育更多、更健康后代特征的人吸引，这是人之本性，在进化的过程中，它已经成为大脑固有的特质。

那么，大脑会对面部之美做何反应呢？为了研究某些复杂程度类似于审美反应的事物，我们需要将其分解成几个部分，如"感觉－运动系统""情绪－奖赏系统""意义－知识系统"[15]。视觉系统是由不同的视觉对象（如面孔、风景和文字）构建起来的，能在不同的环境下做出不同的反应。当人们看到的面孔具有吸引力时，视皮层中传递面部和物体识别信息的重要区域会被强烈地激活。大脑中与之相关的两个区域分别是：梭状回，对应面部识别；与梭状回相邻的外侧枕叶复合体，对应物体识别。美除了引起大脑中处理视觉信息区域的反应外，还会激起大脑中"奖赏系统"的反应。奖赏系统是指大脑中对各种奖赏反应的区域，当人们饥饿时，食物就是奖赏。这些构成奖赏系统的区域包括部分的腹侧纹状体、眶额皮层和腹内侧前额皮层。因此，处理面部识别交互信息的视皮层与大脑中的奖赏系统相互作用，巩固了对美的体验[16]。

事实上，即使我们当时没有考虑美，大脑也会对美丽的面孔做出反应[17]。我们进行了一项研究：让被试躺在脑扫描仪中观看人脸图片，然后评价人脸特征，即某张图片上的脸与之前看过的图片上的脸是否来自同一个人。即使被试回答的问题是关于某个人的身份识别而不是美貌，他们的部分视皮层对具有吸引力的面孔（依据实验组的判断）反应也更强烈 [18]。另一项研究则要求被试判断照片中人脸的知觉特征：脸部宽度。研究人员同样发现了一种对美貌自发的神经反应，尽管被试在进行感知判断，而非审美判断。这种神经反应也发生在大脑的部分奖赏回路中 [19]。这些研究均表明，大脑中存在自发探测美貌的"探测器"，将视觉系统和愉悦感受联系起来。无论我们在想其他任何东西，似乎我们一看到美，大脑中的这些"探测器"都会做出反应。

大多数人都有过这样的经历：了解一个人可以改变对这个人的看法，并改变这个人对我们的吸引程度。如果我们喜欢这个人，可能会发现，随着时间的推移这个人越来越具有吸引力。这便是"意义 – 知识系统"调节审美经验的例子之一，即了解一个人的方方面面会发觉对方看起来或多或少比之前更美。我们生来就有"颜值即正义"的刻板印象 [20]。

为了试图理解这些刻板印象背后的生物学机制，研究人员对具有吸引力的面孔和良好道德行为引起的神经反应进行了测试。他们向被试展示了美丽或中等的人脸照片，以及在道德上良好或中性的行为的照片。大脑中对眶额皮层的奖赏做出反应的区域对美貌和道德正确同样做出了反应，这暗示了大脑对美和善意的奖赏回路是相似的 [21]。有意思的是，当为被试展示照片时，即使他们并没有考虑美或善意，研究人员也会观察到其重叠的侧眶额皮层的神经活动。就像自发的"美貌检测器"一样，我们似乎也会自动地将美和善意联系在一起，即使我们没有特意去思考其中的任何概念。这种条件反射式的联想可能是引起美貌的社会效应的生物触发器。美貌的社会效应已被社会科学家进行了广泛的论证。例如，具有吸引力的人在生活中会获得许多好处，如工资较高，所受惩罚较少。这些观察揭示了美貌的"丑陋性"，它将我们牢牢地控制住了。最近的调查发现，有轻微面部畸形的人会被认为不够好、不能干、不聪明、不勤奋或不够善良。大多数人也有"毁容即邪恶"的刻板印象。如果我们希望公平地对待他人，并通过行为优劣而非长相来评价他人，那么，对大脑中的认知偏差有更好的理解是克服这些偏见的关键。

最后，再思考另一个问题。面部美的普遍属性是由特定偏好和特质组合的环境塑造的，而这种特质组合在更新世①的 200 多万年中对健康和后代繁衍起着至关重要的作用。在当今社会，同样的选择限制已不再适用。例如，在许多技术发达的地区，寄生虫疫情已不再是主要死因。从抗生素治疗到手术治疗，从控制节育到体外受精，我们创造的当今世界正在改变生殖繁衍的选择标准。在这些新的条件下，促进生存的生理特征和选择偏好的组合可能已经发生改变。随着我们对大环境的进一步改造，现代医学和技术革新正深刻地改变着美的本质。

①

Pleistocene Epoch，也称洪积世，距今 260 万年至 1 万年，是冰川作用活跃的时期。——编者注

31
人能做他想做的，但不能要他想要的

● **斯科特·斯特恩森**（Scott M. Sternson）
加州大学圣迭戈分校神经科学教授

德国哲学家、作家叔本华在 52 岁时曾住在法兰克福，独自开展学术研究，当时是 1839 年。叔本华很高傲，而他的同龄人却与他不同。叔本华对人性带有很深的悲观主义情结，因此他一直未婚。正如他曾说："婚姻意味着蒙上双眼，将手伸进布袋之中，奢求能从蛇堆中抓到一条鳗鱼。"在人生的前 50 年，叔本华并不具有影响力，但由于从家里继承了足够的财产，他可以自由地追逐学术上的兴趣。

为了获得认可，叔本华参加了挪威皇家科学院举办的征文比赛，题目为《人类的意志自由是否能从自我意识得到证明》。虽然叔本华缺少学术地位，但这对他参加比赛并没有造成严重的阻碍，因为所有的文章都以匿名形式提交。叔本华在文章中将"意志"一词定义为"潜在的指导选择的动力"。叔本华系统地论述道，虽然个人的行为是自由的，但意志并不是——它被与生俱来的因素限制。差不多 100 年后，爱因斯坦对叔本华的这篇文章进行了巧妙的提炼："人虽然能做他想做的，但不能要他想要的。"通过这篇反对意志自由的文章，叔本华获得了奖励，而且随着这次比赛所带来的后续影响，他逐渐成了 19 世纪末期及 20 世纪最具影响力的思想家之一[1]。

在叔本华看来，我们并不确切知道为什么要做事，并且没有理由相信我们会有意识地在意做事的动机。事实上，我们的意志是在潜意识中产生的，而且我们的自我意识会弄清楚该如何应对这些需求和渴望。由于大脑控制着行为，意志的起源问题最终要归结于神经科学。此外，大脑已经参与这项工作长达数百万年，因此，动机的来源与进化生物学紧密相关，尤其是通过自然选择找到了一种神经机制，这种机制可以驱使机体执行对生存必需的行为。

我们为什么要做某件事，源于以下 3 方面的原因：天生的感觉享乐（偏好）、学习及本能。感觉享乐指的是某种刺激，比如甜味很自然地就能让人感觉愉悦，而苦味则不能，这在刚出生的婴儿身上已得到证实[2]。这些天生令人愉悦或不受欢迎的刺激也可以强化学习。积极强化是一种通过学习来执行某种可增加愉悦的结果的行为，而消极强化则是通过学习某种行为来避免不愉悦的结果。复杂的行为看起来并不是通过学习获得的，而是一种本能。当然，这种看法及分析需要谨慎对待，因为本能是一个经常被忽视的术语，而且分辨哪种行为是本能，哪种是通过学习获得的，通常很难。

以笑鸥的喂食行为为例。笑鸥通常分布在美国东部海岸。与很多鸟类家族一样，笑鸥通过吐出食物对新生的雏鸟进行喂食，而笑鸥雏鸟必须通过啄和猛吸父母的嘴喙，才能吃到食物。因此，我们可以很轻松地得出结论：新生的笑鸥雏鸟具有一种包含诸多复杂行为的啄食本能。

在 20 世纪 60 年代，杰克·海尔曼（Jack Hailman）对笑鸥雏鸟的"啄食本能"进行了一系列研究。他的研究结果经过总结被发表在一本杂志上，标题为《本能是如何学到的？》[3]。通过一种精确且可操控的成年笑鸥头部模型，海尔曼分析了可导致新生雏鸟的啄食行为的特征。有趣的是，模型鸟中的食物并未引起啄食行为的增加。这暗示，至少在初始阶段，啄食可能并非一种寻找

食物的行为。之后，海尔曼使用了一个更加简单的模型，最终揭示了笑鸥雏鸟
会对一个简单的木销钉啄食：它们偏爱长度与直径都与成年笑鸥的喙一样的模
型。更有甚者，在木销钉与成年笑鸥移动的速度一样时，啄食行为最为明显。
对于笑鸥雏鸟的这一行为，与其说它是一种特定的对食物的一系列本能行为，
倒不如说它是对具有特定直径和移动速度的圆柱形物体进行啄食的反射行为。
反射行为是一种在应对特定刺激时明确会发生的且不学就会的简单行为。这只
是一种简单的"刺激－反应"关系，看似是自然选择留在大脑中的一种产物。

另一个例子可能就是视网膜的组织结构了。相似的视觉主导的捕食行为可
以在青蛙、蝾螈、蜻蜓等动物中得到体现，它们会对以某种最佳速度移动的、
具有最佳尺径的物体产生反应[4]。对于人类而言，相关的反射行为包括觅食反
射和吮吸反射，几乎任何对婴儿脸颊和舌头的触碰都会引发这类行为，而如果
与此发生联系的是泌乳的乳房，那么反射行为就会得到加强。

笑鸥雏鸟的觅食行为是一种生存行为，它包含了对圆柱形物体进行啄食的
基本反射，这与以下事实相关：新生雏鸟周围环境中出现的主要移动的圆柱形
物体就是父母的喙。此外，啄食成年鸟类的喙会导致它们吐出食物，从而对雏
鸟得到食物很有帮助。这个过程是一种简单的机械关联，最初并非是一种针对
食物的行为。这就是所谓的学有所用。表现出这些反射的结果就是可以获得食
物，因而将啄食喙这一行为塑造成了觅食行为。这就是强化学习：好的结果引
起特定的神经化学变化过程，从而促使产生好结果的行为在未来更容易发生。
通过这种方式，鸟类大脑就会像铺设弹簧陷阱一样，将这两种非常简单的天生
的行为连接在一起，即新生雏鸟的啄食及成年鸟类的吐食，因此只要陷阱的
"弹簧"被弹起（雏鸟啄食被激活），那么喂食行为就会通过强化学习的方式
被"捕捉"到。这种"行为陷阱"如此简单和强健，使得获得这种觅食行为从
本质上看十分简单且仿佛不需要经过学习，但事实上并非如此。

我们再回到叔本华的意志起源及其如何成为行为基础的问题上来。进食、侵略、养育、性别偏好以及社交，都是十分常见且复杂的行为，对生物或种群的生存都十分重要。但是，这种动力是从哪里来的？哪些是学来的，哪些是天生的？大部分情况下，对于人类而言，科学家仍未建立很好的理论，但对其他物种的研究却为我们提供了一些有趣的线索。

在神经科学领域，一些重大发现已经表明，用电极人为地激活特定的脑区可以引发多种生存行为，而这些行为在正常情况下并不会发生。在本能动机上扮演重要角色的大脑结构是下丘脑。比如，刺激部分下丘脑会激活进食行为，而刺激其他区域则会激活饮水或斗殴行为[5]。因此，大脑中存在特定的回路来介导这些被激活的行为。这些回路是一种介质，借此，自然选择可以通过将天生感官享乐、学习与动机诱导的需求状态联系在一起的简单行为陷阱影响复杂行为。其中的需求状态包括，由于维持机体运行的基本成分缺失而引起的不适感，如饥饿动物渴望食物的不适感。介导偏好不同要素的核心回路是意志的起源，而且它们会确保我们参与必需的行为，就像笑鸥觅食一样。

那么最基本的动机是如何产生的呢，比如饥饿？我们对此已经有了一些理解。当动物长时间没有进食时，下丘脑区域的特定细胞 AGRP 神经元就会被激活，继而促进进食。在食物被发现和吃掉之后不久，AGRP 神经元就会被抑制[6]。虽然这些神经元与进食紧密相关，但它们的激活过程并不愉悦，因为这意味着动物需要通过进食让它们归于沉默[7]。因此这个系统会"推动"小鼠在环境中寻找食物以避免不愉悦的饥饿状态。AGRP 神经元会与其他回路互补，以确保某种经历（如感觉到甜味）成为一种天生愉悦的状态，并因此提供一种继续进食的动机。这两条回路包含了一个学习行为的"推 - 拉"系统，会引起进食行为，以避免不愉悦的饥饿状态，以及对愉悦味道的需求而导致的反射倾向。由于这两个过程都能驱动学习，是"弹簧陷阱"的核心组分，因此会导致动物获得并消化食物。

本能动机和学习之间的关系是很多复杂行为的核心。比如，小鼠的养育行为会受到下丘脑前区的深刻影响。激活这一区域的神经元可以导致雄性小鼠表现得更像慈爱的成年小鼠而不是倾向于杀死幼鼠。相反，抑制这一区域的电信号输入会将原本慈爱的成年小鼠变成幼鼠杀手[8]。在另一个复杂行为研究实验中，研究人员将雌性小鼠鼻子中特定的化学信号感受区摘除后，这些雌性小鼠的性行为表现得像雄性小鼠：它们以同样的方式追逐雌性小鼠和雄性小鼠并企图爬上去[9]。激活另外的下丘脑区域同样可以直接激活性行为[10]。这些例子表明，性行为以及养育行为不是天生的，而是经由外部因素和内在过程的相互作用塑造而成的，最终导致特定性别的不同角色。

由于人类的下丘脑与其他动物相似，因此人类本性也很有可能是由编码在神经回路中进化保守的"弹簧陷阱"所驱动。这些回路通过以感觉体验为导向，驱动与需求和欲望相关的行为，而与需求和欲望相关的回路也同样编码在大脑中。人类之所以独特，是因为人类会发展出详尽的行为来满足需求。人类行为的丰富性来源于强大的大脑，它可以对天生的需求和欲望产生复杂多样的反应。人类的悲喜与满足天生的基本动机紧密相关。

不过，这些天生的动机并不完全引发相关的行为。相反，本能提供了一种学习倾向，指导学习处理本能的动机过程，如社交、性吸引力、焦虑和恐惧以及身体需求，如饥渴。感觉到不愉悦，比如有压力，可能源于对竞争需求的平衡，这是生命中的一种常见的挑战。

对人类来说最重要的可能是，我们由那些使自身变得社会化的基本神经过程驱使。社会化是通过自然选择来影响行为的，因此它也是大脑结构中的一部分。这在"一夫一妻"和"一夫多妻"的田鼠身上得到了证实。研究发现,"一夫多妻"的田鼠大脑中缺少某一种受体。当迫使"一夫多妻"的田鼠的受体表达,它们会变成"一夫一妻"[11]。大体上而言,为了融入集体,限制某些仅与个体需求和欲望相关的动机表达对社会性动物很有必要。加上人类的理智和自我分析反省的能力,社交生活的益处和限制促使规范人与人交往的法律和规则产生,正如叔本华所说:"同情是道德的基础。"[12] 当然在不同群体中,由于执行方式经常出现争议,所以哲学中产生了越来越多的平衡个人与社会行为的方法,同时另一种更加明确的形式——政治也产生了。

通过对人类动机的生物学机制的深入研究,神经科学已经达到了一个很高的高度,可以更加深入地观察人类的基本行为。最终,更深入地了解由神经驱动的意志,对了解我们自身至关重要,包括幸福驱动力,甚至社会结构。

32
大脑被高估了

● **阿西夫·加赞法尔**（Asif A. Ghazanfar）

普林斯顿大学心理学系神经科学教授

阿尔科致力于保护人类。在整个人体中，有一个对人格形成至关重要的器官：大脑。大脑以外的大部分损伤可以愈合，而大脑受损则会导致自我认知受损。

——阿尔科生命延续基金会（Alcor Life Extension Foundation）[1]

我们曾认为，了解了自身的基因组就能知道很多需要知道的关于自身的知识。比尔·克林顿在 2000 年的人类基因组项目的庆祝活动中就曾表示："今天我们正在学习上帝创造生命的语言。"最近，我们有了另一个想法：我们是连接组（connectome）——我们作为个体，仅源于神经系统中所有神经元连接的特异性、整体性以及其他特性。这一想法的基础在于我们相信大脑就是行为的控制中心。大脑根据从环境中接收的信息来计划下一步的行动，然后根据这些计划生成行动命令。假如我们能够绘制并测量 1 000 亿个神

---

[1] 世界上最有影响力的人体冷冻技术服务供应商，该机构的发起人与客户相信，在未来，被冷冻的人能够重获生命。——编者注

经元共同产生的约 100 万亿个连接，我们能理解心智和个体差异吗？我们能将这些知识上传到计算机，并让它来运行大脑软件，继而永远地活下去吗？或者我们能通过恢复低温保存的大脑，将其植入另一个更年轻的身体来实现这一目标吗？大脑真的包含了一切关于行为以及我们作为个体的重要信息吗？答案是否定的。

　　我们的行为的确取决于神经回路，但它依赖于我们的身体。身体的不同部分充当着输入信号及输出信号的过滤器[1]。例如，耳朵对识别声音的来源非常重要，但定位声音是来自哪里则取决于耳朵的实际形状，外耳的耳郭和外耳道会过滤声音：在声音到达耳膜之前，使其某些部分更响亮，而使其他部分更柔和。至关重要的一点是，特定声音的大小或柔和度也取决于声音传播到外耳的方位，因此，我们会将听觉差异与声源的位置联系起来。耳朵看起来有点像指纹，每个人都有独特的耳朵组合，也因此，生物识别研究已开始将耳朵作为唯一的标识符[2]。实际上，大脑会通过经验了解耳朵的形状。如果改变了耳朵的形状，比如将橡皮泥贴在耳朵上面，那么定位声音的能力将会下降。

　　此外，身体也会过滤我们发出的信号，这些信号会驱动肌肉产生运动。声音就是一个很好的例子。每个人的声音独具特色，与众不同。所有了解我们的人都可以通过听声音轻松认出我们。他们的认知可能部分源于我们典型的词语选择和说话方式，而这又源于我们的口腔和鼻腔的独特形状。声音的产生需要声源，即通过呼吸驱动声带的运动，再加上一个由声带上方的口腔和鼻腔组成的滤声器。声带产生的声音有点像嗡嗡声，其音高取决于声带振动的速度，然后再通过声道进行过滤。也就是说，就像外耳对声音的作用一样，声道的形状会使声音的某些部分变响亮，而使其他部分变得更轻柔。通常，我们会通过不同的面部表情来改变声道形状以产生不同的元音，如 a、i 等。然而，声道的某些部分是固定的，且个体间具有特异性，这意味着口腔和鼻腔的发育存在个体差异。这些独有的特征可以过滤声音，从而使我们能够进行语音识别。事实上，我们如何倾听以及如何说话，都与体形有关。

对于行为和经验而言，身体的重要性体现在发育过程中如何改变并指导神经系统。例如，我们在非常小的时候就能很好地定位声音，但身体仍然在长大——耳朵仍在变形。因此，即使耳朵的过滤属性正在发生变化，大脑也会不断地重新校准以应对这些变化。事实上，为了正常运作，听觉系统非常依赖耳朵的形状来指导其功能，它必须等到身体适应它。在一只非常年幼的动物听到声音的同时记录其听觉神经元的活动，我们会发现，这些神经元并不能很好地确定声音的来源。通常人们认为，这必然与神经系统不成熟有关。然而，如果人为地给年幼的动物一只成年动物的耳朵，如使用虚拟现实，在模拟成年动物的耳朵过滤声音后直接将声音传入年幼动物的耳道，此时会发现，那些神经元立刻就会表现出完美的功能，能准确地识别出声音的位置。因此，是身体在引导神经系统的功能，而不是神经系统引导身体。

另一个更深刻的例子展示了身体是如何塑造神经系统的。雄性哺乳动物的脊髓中有一个特定区域，与排尿和勃起有关。人体中的这一区域被称为"Onuf 核"；实际上大脑中的"核"仅仅是一组密集的神经元。同一区域在雌性身上则要小得多。这种尺寸差异源于两性的体形不同。 这当然显而易见，因为 Onuf 核的部分功能是用于勃起，但这种差异的发育机制却具有很高的科学艺术性[3]。在发育早期，男性和女性都拥有可以控制勃起和排尿的肌肉，分别是球海绵体肌和肛提肌。两种肌肉都含有睾酮受体，但在早期发育过程中只有男婴会产生大量的睾酮。肌肉的存活依赖于睾酮与受体的结合。女性由于缺乏睾酮，导致肌肉退化：球海绵体肌消失，肛提肌缩小。反过来，神经系统利用一个聪明的匹配过程来确保它拥有所需的所有神经元，不多也不少。为了生存，神经元需要肌肉传递的分子营养素，即"营养因子"；肌肉越大，可获得的营养因子就越多，使得更多的神经元可以存活。当女性由于缺乏睾酮而导致球海绵体肌和肛提肌萎缩时，营养因子的数量会减少，从而导致 Onuf 核缩小，许多神经元因此而死亡。这只是身体塑造发育中的神经系统的一个例子。

身体不仅可以过滤传入信号和传出信号，还可以塑造正在发育的神经系统，同时它的机体特性也能使大脑的工作更轻松[4]。动物通常会通过产生许多不同类型的呼叫来进行交流。科学家给出的标准假设是：每种不同类型的呼叫都是由相应的特定的神经活动模式产生的。然而事实证明，部分发声器官——声带和声道，是以非线性或混乱的方式相互作用的，这取决于系统的呼吸功率以及声带张力。通过这些非线性方式，能够产生非常独特的声音且不需任何复杂的神经活动模式。如果你曾试过将音调唱得太高，那么至少熟悉一种类型的声音非线性情况，即破音。再比如声乐的发展。在一些种类的猴子中，猴崽会像人类婴儿一样喋喋不休，产生不同类型的声音长序列[5]。每种类型的发声都不是特殊的、特定的神经活动模式的结果，而是单一的、上下起伏的神经活动模式的结果。这种周期性神经活动可以上下驱动呼吸功率，此时，它即是发声器官产生不同声音的非线性模式。特定行为不需要通过特定的活动模式由神经系统发出，而身体的机体特性也有助于行为多样性的产生。

没有大脑、身体以及它们的综合经验，我们将不再是我们自己。在行为方面，身体和大脑一样重要。身体充当经验的过滤器，有助于确定身份。不断变化的体形则能够指导神经系统的发育。最终身体的机体特性可以使神经系统的运行更简单，如产生不同的声音。因此在许多重要的方面，大脑功能并不遵循从连接或活动模式中看到的事物规则。"是人在思考，而不是大脑。是整个有机体在感觉和行动，而不是单个器官。"哲学家乔治·刘易斯（George H. Lewes）于 1891 年写道[6]。不论在精神上还是在逻辑上，刘易斯都是正确的。将行为属性归咎于整个生物体的某些部分是一种谬论，即种族学谬论。

假设我们花了大约 8 万美元成为阿尔科生命延续基金会的成员并冷冻保存大脑，如果他们找到一个年轻的身体并将我们的大脑植入其中，那么，我们的大脑恐怕无法准确地连接到那个身体上，因为大脑神经回路是由原始身体相关的发育和经验塑造的。而且对我们自己或以前认识我们的人来说，我们看起来、听起来或感觉起来都是不一样的。不妨考虑另外两个因素：我们不关心自我是否与外在相符，且再生技术能够让旧的大脑重新连接到新的身体；如果后者切实可行，并且大脑根据新的身体的形状和新体验而变化，那么，与我们的身体密切相关的过去将被抹去：我们将成为其他人。

33
有一种魔药，让我们这样做

⬤ **特伦斯·谢诺夫斯基**（Terrence Sejnowski）

加州大学圣迭戈分校计算神经生物学教授、霍华德·休斯医学研究所研究员

多巴胺释放神经元是控制动机的核心大脑系统[1]。当一定量的多巴胺释放神经元死亡后，帕金森病的症状将会表现出来，比如运动性震颤、起步困难，最后患者甚至会彻底丧失所有活动中的愉悦感，即快感缺失。末期症状还包括畸张症，表现为运动不能和反应迟缓。然而若多巴胺释放神经元功能正常，当有意外之喜（奖赏）发生时，如即将拥有美食、金钱、社会认可或其他事物等，它们会在新皮层和其他脑区暂时地、爆发性地释放多巴胺；而当体验到的奖赏低于预期时，如奖赏很少或没有奖赏，多巴胺的释放就会减少。

事实上，多巴胺释放神经元会一起"投票"替我们做决定。例如，点菜时该点菜单上的哪些菜，我们会想象每个选项，多巴胺释放神经元就会提供评估预期回报。再比如，应不应该和某个人结婚，多巴胺释放神经元会根据直觉给出答案，而不是根据理性。通常，需要多方面考虑的问题最难做决定，如伴侣虽然很幽默，但同时也很邋遢，如何权衡优缺点和其他各种因素呢？大脑会统一使用一种简单的评价标准：瞬间的多巴胺信号。大脑的基底神经节可以接收大脑皮层的信号，转而传递给多巴胺释放神经元。基底神经节评估大脑皮层的

状态后，为了达成某个目的，它们会学习一系列动作。

奖赏机制也有不好的一面：所有的成瘾性药物都可以通过提高多巴胺活性来起作用。从本质上来讲，可卡因和海洛因等药物以及尼古丁和酒精，都会"劫持"多巴胺奖赏系统，让大脑相信服用这类药物是当下最重要、最迫切的事。一旦不服用这类药物，戒断反应马上就会控制我们。这驱使我们不顾一切地想要得到更多药物，而这样的行为完全可能会毁掉我们的生活。即便历经数年痛苦的康复，大脑奖赏系统也已被毒瘾永久地改变了，我们永远摆脱不了随时复发成为瘾君子的可能。一切与毒品有过关联的事物都有可能触发我们的毒瘾，比如人、地点、声音、气味，以及用来吸毒的器具。对瘾君子来说，多巴胺是迫使他们做出各种不可思议行为的魔鬼。

基底神经节是所有脊椎动物大脑的一部分。基底神经节中的多巴胺释放神经元能介导一种叫联想学习（associative learning）的学习形式，这种学习形式是靠巴甫洛夫的狗而闻名的。巴甫洛夫的实验与感觉刺激有关，比如当铃声（条件刺激）响了之后，狗会因为提供的食物（无条件刺激）而流口水（无条件反射）。多次训练之后，只要出现铃声，狗就会流口水（无条件反射）。不同的物种具有不同的优选刺激物。蜜蜂非常擅长将花的气味、颜色和形状与奖赏花蜜联系起来，它们在花季会使用这一联想学习方法来寻找类似的花。一定有某种事物对联想学习法非常重要。在 20 世纪 60 年代的一段时期内，心理学家集中研究了产生联想学习的条件并开发了模型，试图解释这一现象。

事实上，只有在奖赏之前发生的刺激才能与奖赏相关联[2]。显而易见，发生在奖赏之前的刺激比发生在奖赏之后的刺激更容易被认为是奖赏产生的原因。在大自然中，因果关系是一项重要的法则。

假设我们希望做出一系列决定来达到某种目的。在没有掌握所有的信息时，可以先弄清楚选择和结果的时序性。当做了一系列决定而得到奖赏时，即得出某种结果，该如何确定究竟是哪种选择的功劳呢？ 1988 年，马萨诸塞大学的理查德·桑顿（Richard Sutton）发现了一种能解决这个问题的学习算法，即时间信度分配问题[3]。在关于强化学习方面，桑顿一直与他的论文导师安德鲁·巴托（Andrew Barto）密切合作。强化学习是受到动物联想学习启发而产生的机器学习的一个分支。使用时序差分算法（temporal difference learning），在多次抉择与奖赏的过程中进行比较，我们会改变预期，从而优化抉择。此时在价值网络中，不同决策带来的预期奖赏会得到更新。我们会有足够的时间进行探索，最终，时序差分算法会在价值网络中选择最佳方案来做决策。在接下来的一段时间的探索过程中，我们会找到最佳决策路径。

以蜜蜂为例，它们是昆虫世界的学习冠军：只需要见过几次某朵花，它们就可以记住这朵花。1992 年，我拜访了伦道夫·门泽尔（Randolph Menzel）位于柏林的、研究这种快速学习的实验室，后来得知蜜蜂的脑约有 100 个神经元，由于这些神经元太小了，因此记录它们的电信号非常困难。门泽尔团队的马丁·哈默（Martin Hammer）发现了一种叫 VUMmx1 的独特神经元，这种神经元对蔗糖会产生电活动反应，对花的气味不会；而当在释放花的气味之后立即供应蔗糖，此时 VUMmx1 也会立即对这种气味产生反应。

后来，在我的实验室工作的博士后研究员、强化学习的专家彼得·达扬（Peter Dayan），很快就意识到该神经元可用于实现时序差分算法。蜜蜂学习模型可以解释蜜蜂的心理学，如风险厌恶。例如，让蜜蜂在恒定奖赏和 50%概率的双倍奖赏（平均奖赏额度相同）之间做选择时，蜜蜂更喜欢恒定奖赏。实验室的另一位博士后研究员里德·蒙塔古（Read Montague），在此基础上又实现了另一个飞跃，他意识到，这与脊椎动物中的多巴胺释放神经元的奖赏机制很相似[4]。在我的科研生涯中，最让我感到兴奋的时刻之一，就是这些模型和预测得到发表，随后都得到了证实[5]。多巴胺释放神经元活动的瞬时变化会导致信号奖赏机制出现错误。

无论我们在一系列努力之后能否得到奖赏，只有在最后一刻才知道结果，因此时序差分算法作用微弱，但与其他学习算法共同作用时，时序差分算法会显示出强大的功能。与我共事的格里·特索罗（Gerry Tesauro）解决了教神经网络玩双陆棋的难题。双陆棋在中东地区非常流行，有些人甚至以此谋生。这是一种两名棋手的角逐游戏：掷骰子后，根据点数，棋子在不同的路径穿梭移动。与国际象棋不同的是，双陆棋的每一步都由骰子决定，具有非常高的不确定性。格里设计的程序可以通过排序来预测每个棋手所有可能落棋的位置。通过评估所有棋子落棋的获胜率，可以确定最佳步骤。

我们利用专家监管法来训练神经网络，以评估游戏中落棋的位置和所有可能的移动。这种方法的缺陷在于，它需要许多专家进行评估且程序永远比不上专家。后来，格里将他的研究重心从监管学习算法转向时序差分算法，让双陆棋进行自我对决。自我对决游戏的问题在于，输赢只在最后一刻才会呈现，而过程中的关键步骤却无法知晓。

双陆棋对战之初，落棋都是随机的，但最后必然有一方赢得比赛。奖赏机制促使机器学会使用策略取舍以赢得比赛。"学习"完残局后，价值函数会训练关键的落棋步骤，这需要在与对手的微妙交涉中学习。最后，在经历了数万局比赛之后，价值函数会引导棋手防守来阻断对手的棋路。由游戏结束追溯到游戏开始，从明确的奖赏到隐含的奖赏价值，价值函数由此得到完善。这表明，倒装训练（back-chaining）的价值功能可能像多巴胺奖赏机制一样，可以通过微弱的学习信号来实现长期的目标。

格里的程序又被称为 TD-Gammon，在 1992 年公布于众时，我和许多人对此感到十分惊讶[6]。当时，价值函数覆盖了几百个模型神经元，以现在的标准看来，这一神经网络相对较小。经过数万局比赛，这一程序打败了格里，所以格里曾警告纽约一位访问过 IBM 的挑战 TD-Gammon 的双陆棋专家——比尔·罗贝蒂（Bill Robertie）。罗贝蒂在双陆棋界几乎战无不胜，在与 TD-Gammon 的对战中，他输掉的为数很少的几场比赛被他称为"玩过的最精巧的棋局"。TD-Gammon 的有些棋路是他从未见过的，但他在仔细研究之后发现，这是从人类的棋路中改进而来的。在 TD-Gammon 自我对战了几百万局之后，罗贝蒂又与 TD-Gammon 比赛，此时 TD-Gammon 已经同他打成了平手，罗贝蒂对此感到很惊讶。几百万局听起来可能很多，但在其中，TD-Gammon 只"看到"了其中的一部分落棋点。只有具有归纳落棋点的能力，TD-Gammon 才可以获得所有人的认可。

2016 年 3 月，韩国的围棋世界冠军李世石（Lee Sedol）与 AlphaGo 对战。AlphaGo 是基于利用时序差分算法的程序[7]。AlphaGo 使用了包括更大价值网络的神经网络，拥有数百万单位来评估落棋点和对手可能的举动。围棋之于 AlphaGo 的难度与它之于棋手相当。开发 AlphaGo 的公司 Deep Mind 当时还不知道它的能力。AlphaGo 已经同自己对战了数亿局游戏，还没有方法测试它的能力。直到 AlphaGo 赢得了三场比赛之后，很多人对它高水平的下棋能力感到震惊。从某些角度来看，AlphaGo 极具革命性。AlphaGo 也远远超出我和许多人的想象。生物智能和人工智能的融合正在加速，可以预料，将有更多的惊喜出现在我们面前。我们应该谨记的教训是：大自然要比我们聪明得多。

综上所述，我们已经意识到多巴胺对决策和指导生活的巨大影响。由于多巴胺的影响是潜意识的，做出某项决策的缘由可能已经变得模糊不清，比如有可能是一段往事。我们之所以需要为决策找到一个合理的解释，是因为我们需要意识来解答。每当我们无法用简单的缘由来解释某项决策时，那就是直觉——多巴胺驱使我们这么做的。

34
真正的万物缔造者

● 米格尔·尼科莱利斯（Miguel A. L. Nicolelis）

杜克大学神经工程研究中心创始人兼医学院神经生物学教授，《脑机穿越》作者

无论在学术界还是在整个社会，无论你在什么地方，仿佛总有人在大肆宣扬这样一个错误的、具有误导性的观点，即人类大脑只不过是一台普通生物版本的计算机，就像我们平时使用的计算机一样[1]。这个假设中隐藏的信息是，作为另一种数字设备，拥有独特功能的人类大脑仅仅是一个信息处理装置；它不仅可能在将来由复杂的计算机模拟或复制，而且在极限情况下，反映我们一生的有意识和无意识经历的全部内容，都可以被下载到特定类型的数字媒体中。按照同样的想法，复杂的内容可以上传到大脑，如此一来，我们就可以突然之间精通一门新语言或者一门新学科。

这一观点认为，要重新创造或延续一个人的存在，只需要一种能够提取大脑中包含的数字信息的新技术。这种观点背后的关键假设是，经典信息定义这一由克劳德·香农（Claude Shannon）提出的理论可以被直截了当地用来定义"货币"类型，这种"货币"是大脑在处理自身业务时常常使用的[2]。然而，香农自己也很清楚，在 20 世纪 40 年代，他对信息的定义还不够全面，不足以解释人类大脑产生的语义丰富性和意味深长的信息本质。当时香农认为，信息传播是通过噪声通信通道来量化的，就像当时他的雇主贝尔电话公

司的电话线路一样。事实上，当香农在 20 世纪 40 年代早期提出自己的观点时，更多有关信息的神经生物学定义，会考虑大众对"由一个传输源产生信息"的隐含意义解释的接受程度[3]。当时发生的由模拟到数字计算机的转变，使得香农对信息的定义具有优先性，因为香农对信息的定义可以很容易地在新引入的数字电路中得到证实[4]。然而，这并不意味着香农对信息的定义在神经生理过程方面毫无缺陷。实际上，与 20 世纪 40 年代一样，其中的缺陷依旧存在[5]。

从神经生物学的观点来看，这场关于"信息究竟是什么"的争论的核心与许多作者所捍卫的论点有关，即人类大脑的能力远远超过数字计算机所能企及的范围[6]。现代数字计算机是一个更通用的计算概念的产物，最初由英国数学家艾伦·图灵引入，现在被称为通用图灵机[7]。在 1936 年的经典论文中，图灵引入了现代数字计算的理论计算框架，并证明了如果一种给定的现象可以被简化为一种数学算法，它就可以被通用图灵机模拟，这就是所有数字计算机的理论原型[8]。当今经典的"邱奇－图灵论题"对图灵的独创性理论进行了进一步扩展，即任何被认为是"可计算"的数学函数都可以通过通用图灵机计算出来。然而，自然界由不可计算的现象主导，根据定义，这种现象是不能通过通用图灵机来计算的。因此，像人类大脑一样的大脑大部分都属于不可计算的范畴。这一历史观点表明，那些认为人类大脑只是另一种数字系统的人，对神经生理学机制的复杂性没有足够的深入研究，实际上这套复杂的神经系统被赋予的能力绝不仅仅局限于进行某种信息处理。

当这一荒谬的命题仍局限于好莱坞科幻电影时，无伤大雅，而一旦某些计算机科学家甚至神经科学家开始在公共场合重复这一观点，并要求用纳税人的数十亿美元来追求在数字媒介上模仿人类大脑的毫无意义的尝试时，事情就开始变得麻烦起来。这就是为什么当我收到邀请，讲一讲我最想让人知道的关于人类大脑的事情时，我毫不犹豫地答应了。

我最想让大家知道的第一件事是，人类大脑非常独特，它令人敬畏的"副产品"，如自我意识、创造力和直觉，以及创造抽象概念的能力，如艺术、数学、神话和科学，是我们试图定义和描述物质现实的过程中不可缺少的，也是帮助我们探索世界的工具，这些都超越了我们在广袤宇宙中能够遇见的其他任何事物。大脑如此与众不同，鉴于它在过去的万年历史中完成的任务，我愿意将它称为"真正的万物缔造者"[9]。

我想让大家知道的第二件事是，人类的大脑，无论是神经系统还是它最精致的"产品"，如智力、直觉、创造力和共情等，都不能简化为一种简单的数学算法。正如我所形容的那样，这种"版权保护"是由一系列进化、神经生物学、数学和计算等限制保证的，这些限制不能被软件克服，就像现代人工智能提出的那样；也不能被硬件克服，就像控制论的经典支持者曾经相信的那样[10]。从本质上来讲，所有这些限制都保证了大脑通过完成大量不可计算的工作来实现其功能，这超出了任何通用图灵机的能力范畴，这也意味着，不管多么复杂和强大的数字计算机，都不能复制或模拟大脑。其中一个原因是，如此复杂的人类大脑在日常操作中结合了模拟和数字类型信号的处理[11]。

事实上，罗纳德·西屈雷尔（Ronald Cicurel）和我都认为，这是一种反复的、高度动态化的非线性相互作用[12]。它在模拟和数字神经信息处理过程之间产生了一种功能，赋予动物大脑一定程度的复杂性，这种复杂性远远超过了任何图灵机[13]。我们在其他文章中也能找到关于这种类似数字大脑功能运作模式的完整描述[14]。从本质上来说，关键的大脑功能是典型的数字计算机无法模拟的，不管它的复杂性如何。

在揭示了为什么我相信包括人类大脑在内的复杂的动物大脑以一种独特的方式运作的基本原因后，接下来我将解释为什么我将大脑称为"真正的万物缔造者"。多亏了大脑的神经生物学特性，我们有能力对于周围物质现实进行合乎逻辑的描述。我们能得到的唯一描述是，"外部世界"是由复杂的回路塑造而成的，它连接着构成一个典型的人类大脑的近 1 000 亿个神经元。甚至连对外部宇宙、空间和时间框架的基本参数的概念，也被我们以一种特别的方式感知到，而这要归功于大脑的运作方式。这种对大脑的看法与一些经典教科书中对人类神经系统的描述相反。

经典教科书中的描述是，大脑是外部环境的被动"解码器"。我的实验室成员和其他学者收集并积累了 30 年的神经生理学证据表明，大脑只能被描述为"缔造者"，它根据"自己的内部观点"来定义我们所经历的一切[15]。事实上在我看来，建立对未来的期望，无论是在接下来的几百毫秒内还是几年内，都是大脑的一个关键功能，因为这样可以建立一个内部的现实模型，通过它来评估给定的情况，然后寻找与其原始的内部模型相匹配或不匹配的事物；人类大脑在认识外部世界前，已经预先对外部世界有了抽象的解读。

大脑总是比即将发生的事情领先一步。如果发现不匹配，大脑有能力从这些错误中学习，并相应地快速更新内部模型。这种学习是由神经元可塑性这种更普遍的特性调节的，它是大脑调整功能甚至物理微观结构的一种能力，是由一种新经历或周围环境的变化造成的。在理解成年动物大脑可塑性的程度时，我们确实可以将人类的中枢神经系统与管弦乐相关联，其中所产生的每个"音符"都能够改变乐器的物理配置。因此，听交响乐前后的大脑是不一样的。

人类大脑也会通过跨多个组织层次不断地交换信息，即从分子水平到细胞水平再到回路水平。在每次计算中，连续和即时更新的参数数量十分庞大，我们甚至很难找到一个合适的词来描述这个运算量的大小。所有这些复杂性使得人类大脑能够产生定义人类状况的属性：文化、历史创造和文明建设；无与伦比的工具制造和技术开发能力；语言交流能力，创造各种各样的人工媒介的能力，以便在广阔的时空上建立持久的社会群体；艺术表现和科学探索；伦理和宗教信仰……这些都是不可计算的意识集合的一部分，背后则是支配中枢神经系统的神经生物学原因。

尽管我确信我们可以忽略"创造数字版本人类大脑"的可能性，但我想提出一种更加具体而棘手的情况：由于过多地接触数字系统，大脑可能会通过神经元可塑性开始模仿这些数字系统的逻辑，而这仅仅可能源于模仿这种类似机器的行为所带来的巨大回报 [16]。尼古拉斯·卡尔（Nicholas Carr）和雪莉·特克尔（Sherry Turkle）[1]在他们的书中预告了这种潜在的可能性和看上去不太妙的未来 [17]。他们描述了各种各样的案例并指出，我们对包括社交媒体在内的数字系统的过度沉迷，可能会影响一些关键的大脑功能。例如，放射科医生由于过度依赖自动图像识别软件而导致诊断某些图像的能力降低，大型建筑公司使用设计软件会降低建筑创造力，花费大量时间在社交媒体上进行互动的年轻人所经历的严重孤独感导致他们的焦虑感增加……种种例子不胜枚举。在极端的情况下，将我们的智力和社会任务委托给数字系统，可能只会限制或简单地消除各种独特的人类行为，并将大脑转变为纯粹的生物数字系统。

---

[1] 雪莉·特克尔是网络行为社会心理学家、麻省理工学院社会学教授，她在《群体性孤独》一书中重新阐释了电子文化的新变化和新发展，备受瞩目。该书中文简体字版已由湛庐文化策划、浙江人民出版社出版。——编者注

　　我认为，这种潜在的情况对我们的后代来说是一种相当悲惨且非常不可取的"遗产"，恐怕我不能忽视它可能成为我们未来现实的一部分的风险，就像我表达自己对"真正的万物缔造者"所带来杰作的敬畏和惊奇一样。

35
我们离创造会思考的机器还有多远

● 迈克尔·毛克（Michael D. Mauk）
得克萨斯大学奥斯汀分校自然科学学院教授

人工智能在书籍和电影中风靡一时，就像《星际迷航》（*Star Trek*）中的指挥官等人物的流行反映了我们对思考性机器的浓厚兴趣。真实世界中人工智能的成功使得这一想法变得更加具有吸引力，如计算机"深蓝"战胜国际象棋冠军加里·卡斯帕罗夫（Garry Kasparov）以及计算机沃森成功挑战知识竞赛类电视节目《危险边缘》。然而，虽然此类通过努力获得的胜利确实令人印象深刻，但要获得具有类似人类心智的机器似乎还需要很多年。

要想跨越这一差距，非常简单的一步就是努力工作。到目前为止，还没有出现相关法律阻止人工智能的构建，并且神经科学的研究揭示了脑细胞工作的许多基本原理，大规模的"连接组"项目可能很快就会在某个时刻展示出人类大脑的完整接线图。当然，还有许多细节需要探索。为了实现这一目标，计算机的运行速度和容量必须远远超出当下的水平，尽管现在的计算机已经很优秀了。在这条道路上，没有任何概念障碍，也不缺少伟大的统一原则 [1]。因此，我的目标是让这一主张更加具体且直观，同时展示重建大脑系统的处理过程如何促进我们对大脑和自身的理解。

理解或模仿人类大脑的悲观主义源于对大脑的浩瀚和复杂性的感知。大脑由约 1 000 亿个相互连接的神经元组成，形成约有 500 万亿个突触的巨大网络。与计算设备一样，要想了解大脑，就需要了解表征其主要组件神经元的属性、突触的性质以及相互关联的模式，即大脑接线图。这些所涉及的数据量确实令人震惊，但至关重要的是，神经元及其连接都遵守着有限且易于理解的规则。

人类大脑的千亿个神经元是通过简单规则的变换来运转的。每一个神经元都会产生电脉冲，沿着线状轴突传递到突触，触发化学信号到它们连接的其他神经元。神经元的本质是：接收来自其他神经元的化学信号，然后根据特定的生理规则生成自己的电信号，最后，这些电信号会在信号链的下一个突触中转换回化学信号。这意味着，当我们能够描述神经元将输入转换为输出的规则后，就可以知道神经元的作用，换句话说，我们可以利用能实现相同规则集的设备来模仿神经元的功能。根据设备制作的细粒度（fine-grained），我们可以弄清数百种神经元[2]。因此，确定每种类型神经元的输入–输出规则的准确描述，并不那么令人生畏。事实上，我们在这方面已取得了很大的进展[3]。

那么，神经元之间的突触连接是怎样的呢？要理解这些结构似乎没有任何障碍，它们的工作原理已经越来越清晰。突触包含基于蛋白质的微型机器，可以将神经元产生的电信号转换成微量化学神经递质，然后释放到两个互相连接的神经元之间的突触间隙中。神经递质与神经元受体的结合会促使该神经元产生更多的放电活动（兴奋性连接）或更少的放电活动（抑制性连接）。虽然关于不同类型的突触仍有许多细节问题有待探索，但好在这项任务可控，没有太大的概念障碍或逻辑障碍。

有时，在某些活动模式发生时，我们必须理解突触持续改变其属性的能力。这些变化被统称为突触可塑性，可以使神经元对其连接的神经元产生更强或更弱的影响，能够调解学习和记忆，而我们的记忆是通过大脑中百万亿个突触力量的特定模式来存储的。当然，我们不需要知道神经元可塑性工作的每一个分子细节。要想建立适当的人工突触，我们只需要了解如何控制神经元可塑性即可。

即使有 80 亿个神经元，神经元的类型和可塑性规则也是有限的，且容易理解。无论是在芯片等物理设备中还是作为软件子程序，构建每种神经元的仿真版本都完全可行。在任何一种情况下，这些人工神经元都可以在其合成突触上接收某些输入信号，并且可以返回到适当的输出模式。只要每个人工神经元能够为其可能接收的任何输入信号产生正确的输出，我们就拥有了构建人工大脑所需的要素。

不过，由于每个大脑的接线图都非常复杂，所以即使有可控的神经元类型，我们也很难理解，但我们有理由相信，这种复杂性最终将被克服。神经元之间的联系不是随机的，相反，它们遵循一种特定的规则。例如，在小脑皮层中，高尔基细胞的神经元能够接收来自苔藓纤维的轴突，也能够接收来自颗粒细胞的轴突。事实证明，高尔基细胞也可以延伸轴突并形成突触，以抑制相邻的高尔基细胞。根据这些信息，我们可以将人工大脑的高尔基细胞连接起来。

构建大脑和构建特定个人大脑之间存在着重要差异。只有在尝试构建特定个人的复制品时，我们才需要知道所有特定的连接。每个人大脑中的连接与众不同，这就是为什么我们有不同的表现，不同的反应和偏好，尤其是有不同的记忆。但是，每个人的大脑之间的联系都始于子宫内并持续存在于整个生命过程中，遵循相同的规则和各自的经验。如果我们想要复制某个人的大脑，则需要了解并能够重现含有数百万亿个特定连接及其相关属性的图谱。然而，假如我们只想构建一个具有自我反应和偏好的人类大脑复制品，那么我们只需要遵循基本规则来建立联系即可。

突触可塑性和记忆也一样。如果我们想要复制特定的个人及其记忆，我们不仅需要获得所有特定的连接，还需要知道每个连接的强度。如果我们想要构建另一个人，随着时间的推移，这个人将发展出自己的记忆和个性，那么我们只需要在每种突触中建立适当的可塑性规则即可。这比构建一个特定的人（在其生命中的特定时间）所需的特定突触连接的信息更易处理。

不过，即使意识到可以将大脑的巨大复杂性分解为可管理的区块，我们仍然很难弄清楚它们是如何与行为、认知、情感和记忆相联系的，而这正是参与思想实验能起到的作用。之所以叫思想实验，是因为我们实际上不能真正实践，它们要么不可行，要么成本太高。但仅仅对它们进行成像的过程以及可能具有的结果同样具有启发性。例如，爱因斯坦就曾利用思想实验探讨在一束光线上旅行的情形，以此发展他的狭义相对论思想。不过，我们倒是不必像爱因斯坦那样利用思想实验来探讨大脑是如何思考的。

最好从简单之处开始，不妨考虑一下基本的反射，如眨眼，当某些东西接触到眼睛附近的皮肤时，我们就会眨眼。触摸会导致感觉神经元出现活动，而皮肤中的神经末梢将其信号发送到脑干，并通过兴奋性突触激活其他神经元。这些神经元反过来会激活另一类神经元：运动神经元，它们会投射到眼睑的肌肉，导致反射性眨眼。想象一下：假如我们有技术能力建造足够小的人工装置来代替反射中的每个神经元，结果会怎样？它们会根据与这种反射中 3 种神经元相同的规则接收输入信号并产生输出信号，一旦实现，反射的行为将与真实神经元的行为完全相同：触摸皮肤会导致与正常眨眼无法区分的反射性眨眼。

当我们看到某些事物时，潜在的神经过程基本上与眨眼反射相同，但更复杂一些。视网膜中的感光细胞感应光的模式是，通过视网膜中的神经元网络将光转换成电信号，再通过视神经传递到大脑；之后，根据接收的输入信号模式以及每个神经元的输入－输出规则来激活或抑制数层神经元。这些由轴突和突触传递的输出信号会成为其他脑区的输入信号，其中的神经元活动控制对视觉场景的感知和反应等。如果我们将相同的人工神经元技术应用于这一更加复杂的网络，那么结果也将一样。对于既定的视觉场景，在用人工神经元替换生物神经元后，我们的感知不变。活动模式相同，输出也相同，即使人工神经元产生活动的基本过程与生物神经元的活动完全不同。

然而，我们的技术并没有那么先进。我们虽然可以构建人工神经元，但无法构建足够小的人工神经元以适应其在大脑中的位置。我们可以做的是，构建能够感知来自真实神经元或其他人工神经元的神经递质释放的设备，并且保证它们可以释放神经递质作为输出信号，传送到其他神经元。但在给定一组特定输入信号的情况下产生输出信号时，规则的处理可能不会被压缩到该物理设备中，因此该过程必须在计算机中完成，信号通过一些超高级蓝牙接口在计算机和植入设备之间无线地来回传递。这一思想实验表明，即使实际过程以这种方式脱离，通过网络的信息流仍然不变。每个人工神经元都会以与真实神经元完全相同的模式被激活[4]。

如果我们通过这种方式能够用人工装置代替大脑中的每个神经元，它们将会以相同的速度执行相同的规则，那么拥有这样的大脑的两个人的行为和意识将会完全相同。此外，任何物理计算设备都可以通过计算机程序的方式来执行，这意味着我们终将能够执行最伟大的实验，即将我们对大脑的了解转化为可以思考的计算机程序。然而重要的是，我们不仅需要大脑。正如阿西夫·加赞法尔所提醒的，必须将身体考虑进去，以便获得身体传递给大脑的丰富而庞大的输入信号。

目前，神经科学家正在建立不同大脑区域的计算机模拟。他们通过构建子程序，实现了真实神经元的输入－输出规则。这些子程序被置于计算机内存的某个区块中。为了模拟大脑系统，必须留出足够多的内存区块，使得每个区块专门用于某一类型神经元的不同复制。这些神经元之间的连接，是通过储存在内存区块中某一神经元对其他神经元的识别来实现的。如此一来，每当人工神经元产生输出信号时，可以通知下游的神经元内存区块，从而可以使得神经元活动得到更新。对神经科学家来说，这种模拟非常有用，它们有助于识别模拟失败时所不知道的内容，帮助理解事物的运作方式，并在它们正常运行时思考最重要的新实验。通过这种方式，模拟可以为实验的设计和解释提供信息，而实验也可以为模拟提供信息，且能优化模拟。

不过，在构建人工智能的过程中，我们将不得不解决有关如何对待这些"造物"的道德问题，但与解决量子引力问题或实现到其他星系的太空飞行不同的是，我们在理论上没有任何阻碍。

科学的任务从未完成

神经科学家最想让我们知道的事

为了写这本书，我询问了 30 多位神经科学家，并以一个简单的问题为引子："关于大脑功能，你最想让人们知道的是什么？"他们各自的回答反映了不同的个人倾向或癖好。当然，如果我询问其他 30 多位神经科学家，那得到的将是另一本不同的书了。不过，即使本书设计并不完整且充满偶然性，但我相信，关于神经系统功能的一些重要的主题已经很明晰了。

最复杂的行为特征，如害羞、性取向或求新，源于遗传和环境因素的融合以及它们之间的相互作用。环境因素包括生物学因子以及人生经历，前者如在子宫内和早年生活接触的激素，后者如社会互动。在分子水平上，经历促使神经系统改变的一种关键方式是改变基因在神经元中的表达。

发育过程、整个生命过程以及对伤害的反应，这些不同的经历通过不同的方式塑造着我们的大脑。大脑通过许多连接成为一个结合体，这是一项十分复杂的任务，不可能完全由遗传来决定。方案有两个：第一，一些非常简单的规则被用于指导非常典型的神经连接；第二，连接的精细细节以及神经元和突触的某些电学特性是由经历决定的。这种神经可塑性对胎儿和出生早期的婴儿的大脑连接至关重要。神经可塑性会持续存在，它是记忆和个性的基础。让大脑和神经系统适应生命中不断变化的身体，并对身体或神经损伤做出反应，同样至关重要。由于神经可塑性，我们能够迅速改变大脑以响应变化，如学习工具的使用，并能缓慢而深入地对重复训练做出反应，如田径运动或音乐表演。

我们对世界以及自身的体验是由大脑积极构建的。神经系统不会为我们提供最准确的外部世界的模样，它只会促使我们建立对世界的看法，在过去，这对人类生存及将基因传递给下一代最有用。这其中并没有纯粹的感觉。大脑择优挑选并强调感官世界的某些方面，然后将这些感觉与情感和期望融合在一起。我们天生就会关注环境的变化，而忽视持续存在的感觉。我们对奖赏的期待扭曲了对时间的感知。最终，所有感知都在为有用的决策和行动服务，而不是客观准确性。

大脑的大部分活动都发生在自觉意识的水平之下。例如，口腔中的味蕾不仅有助于我们对味道的感知，还有助于消化系统为即将到来的食物做好准备。通过练习，即使是像开车上班这样复杂的行为，也会慢慢地成为习惯，并从积极思考中消失。大脑很大一部分被用来预测接下来几分钟即将发生的事情，而这些涉及的潜意识计算并不需要我们的关注。

人类祖先在社会群体中生活了很长时间，这导致我们对人际交往中的微妙暗示非常敏感。这些暗示包括面部表情、声调、眼神方向及其他形式的肢体动作。这有助于我们推断他人的所知所想及其情绪状态。

另外，我们感觉自己是完全理性的存在，但都会受到强烈潜意识的驱动和动机的影响，其中大部分与生存和繁殖有关。这些驱动不仅影响我们的情感需求和性欲，还会影响我们对艺术和广告等高级文化构建现象的反应。

"石器时代"的对与错

20 世纪 70 年代末期，当我开始上大学，回到神经科学的"石器时代"时，我获得了关于大脑功能的解释，而这些解释现在大多已被证明是错的。例如，当时有人告诉我，神经系统中的每个神经元只能释放一种类型的神经递质，如谷氨酸、血清素、多巴胺或 GABA。事实上，许多神经元可以释放两种或更多的递质，甚至可以在同一个突触中释放[1]。了解不同的神经递质可以共同释放对研究神经回路的功能和进化具有重要意义，如对那些寻求研发有效的神经精神药物的人就非常重要。

更常见的是，我在早期学到的知识并不完全错误，而是"半正确"。1978年，一些善意的教授告诉我，当电脉冲出现时，神经末梢会释放神经递质，从而引发电压敏感的钙离子通道开放，导致钙离子内流。钙离子带正电荷，它们与突触前膜的内表面和囊泡外表面上的负电荷结合，从而消除两个负电荷之间的电排斥，使得囊泡与突触前膜融合[2]。随后，这种融合导致神经递质释放到突触间隙中。这种解释就是"半正确"的，因为电信号触发的钙离子内流确实是囊泡与突触前膜融合和神经递质释放的触发因素，但它的错误之处在于，钙离子与囊泡和突触前膜结合以中和相反的负电荷并不是囊泡融合的触发因素，实际上是囊泡膜中嵌入了突触结合蛋白这种特殊的钙离子敏感分子。突触结合蛋白会结合流入的钙离子，然后通过与囊泡和突触前膜中的另一组蛋白质形成复合物，从而使得囊泡与突触前膜融合，并导致神经递质释放。在这种情况下，关于钙离子内流作为神经递质释放的触发因素的一般观点是正确的，但在分子细节方面都是错误的。此外，我们现在知道，这种解释也存在例外。某些神经递质，如一氧化氮，是易于穿透细胞膜的可扩散气体。这些所谓的气体信号分子是根据需求通过钙离子触发的化学过程而形成的，且从不存储在囊泡中。通过这种方式，它们完全"绕过"了与钙离子结合的突触结合蛋白分子及其结合配体的需求。

科学的本质是什么

毫无疑问，你在本书中读到的一些内容可能只对了一半，有些解释甚至可能是完全错误的。这不是因为粗心大意，而是因为这是科学探究的本质。正如小威廉·克里斯坦和凯瑟琳·弗伦奇在引言中积极探讨的那样，科学研究是一个持续的过程，其中每个假说都要接受测试，然后重新组织和改进。与进化一样，科学的任务从未完成。没有任何一个个体或物种能够顺顺利利地适应环境，也没有任何科学理念不会受到挑战、测试，甚至完全排斥。为科学努力的信念是坚持探究的信念，而不是相信我们目前的理解是绝对真理。

在本书结尾的两篇前瞻性文章中，我们可以发现正在进行的科学探究过程的一个很好的例子。迈克尔·毛克相信，神经科学中没有任何原则可以阻止我们最终建立思考的机器。他认为，制造思维机器需要的就是了解大脑的行为、接线方式和信号，以及运行速度更快的计算机和内存更庞大的存储设备。米格尔·尼科莱利斯则提出数字信号和模拟信号的相互作用，以及人脑设计中的一些其他因素，以确保大脑能够使用不可计算的功能，而这是任何未来计算机都无法解决的，无论它们多么强大。

　　到底谁的观点是正确的呢？我们还不知道。如果说过去有什么指导意义，那么答案将会很复杂，而且它将揭示某个问题在一开始就没有被理想地提出。当然，这不是对两位专家的批判，因为这本来就是科学进步的方式。任何时候，我们都能想象出一系列特定的问题。随着时间的推移，经过科学的努力，这一系列特定的问题终将发生转变，只不过会时缓时快而已。

THINK TANK
致　谢

　　首先，非常感谢来自脑科学领域的专家们为本书提供了精彩的文章，感谢他们的热情与付出。签署这样一个奇怪的项目需要一个信念的飞跃，因此，非常感谢所有参与这个项目的人。希望大家对我的成果感到满意。特别要向约翰·克拉考尔和萨沙·杜·拉克（Sascha du Lac）致敬，感谢他们帮助制定了特别感谢人员名单。

　　其次，感谢我的实验室的工作人员，他们为我提供了许多想法，且一直充满热情。特别感谢德沃拉·范内斯（Devorah Vanness）、米歇尔·阿朗（Michelle Harran）和杰西·贝内迪克特（Jessie Benedict），他们为本书倾注并付出了很多。

　　最后，还要感谢耶鲁大学出版社的出版专家琼·汤姆森·布莱克（Jean Thomson Black）、迈克尔·迪尼（Michael Deneen）、安-玛丽·因博尔诺尼（Ann-Marie Imbornoni）和博亚娜·里斯蒂克（Bojano Ristich）以及怀利代理公司的安德鲁·怀利（Andrew Wylie）、杰基·科（Jackie Ko）和卢克·英格拉姆（Luke Ingram）热情的倡议和指导。

　　拿到本书英文原版的时候，我突然感觉心跳加速——请原谅我用了这个夸张的词语。我想，那时我的大脑一定分泌了大量多巴胺并控制了我的行为（请阅读"有一种魔药，让我们这样做"一节）。诚然，主要原因是本书的内容来自脑科学领域的许多国际权威专家：你应该没有读到过由如此多顶尖科学家共同撰写的一本科普佳作！很多情况下，你读到的只是一位或几位科学家的创作，不是吗？科学家的集体创作使得本书物超所值：在一本书中，你能接触到许多顶尖科学家的思想和领悟。岂不快哉！事实上，本书的每篇文章都是科学家对自身研究的感悟，讲述的是他们最熟悉的领域，因而得以保证内容的科学性和趣味性。此外，本书的一大特点就是充分的科普性，它能让没有足够脑科学知识的读者轻松阅读并领悟要点，这是我们热情推荐此书的原因之一。在翻译过程中，我们一直牢记此书面向的是不具备专业背景的普通读者，翻译的文字要通俗易懂，"英文梗"也要译成中国读者熟悉的句子。成书之后，我们欣慰地发现这些想法都实现了。所以，本书非常适合没有足够的脑科学知识却又对大脑非常感兴趣的读者。

约翰斯·霍普金斯大学的大卫·林登教授是英文原版书的撰写组织者，也是我的博士后导师。林登教授是蜚声国际的脑科学学者，围绕小脑在运动协调和记忆中的作用及机制，他已经在《细胞》《自然》《科学》等国际顶尖杂志上发表了100多篇论文。近10年来，林登教授致力于宣传脑科学的科普写作，先后撰写的科普书籍《触感引擎》《寻找爽点》《进化的大脑》等受到世界各地读者的欢迎，他本人被各地电台、电视台和报纸、期刊邀请专访。科普读物已然很多，为何他的著作引人注目？原因在于他善于使用通俗的语言介绍那些常见却容易被忽视的脑科学现象。作为本书的组织者，林登教授延续了他的一贯风格，在通俗性、趣味性和科学性方面做了足够的努力。

一本书的翻译就是二次创作，良好的翻译也是可读性的关键。在此，我衷心地感谢为本书呕心沥血组织翻译的各位教授，他们是韩俊海（东南大学）、鲍岚（中国科学院分子细胞科学卓越创新中心）、姬生健（南方科技大学）、王光辉（苏州大学）、许执恒（中国科学院遗传与发育生物学研究所）、陈家东（浙江大学）、张晨（北京大学）和禹永春（复旦大学），以及精益求精地完成文稿翻译的其他各位教授和专家。此外，我还要特别感谢中国细胞生物学学会神经细胞分会的大力支持，使得本书的顺利翻译成为可能。近年来，神经细胞分会组织各地脑科学工作者进行了大量的科普工作，包括讲座、展览、技能培训等，本书就是其科普工作的代表之一，希望读者能够喜欢。

Last but not least，特别感谢我的家人和爱人，他们为我的科研工作和本书成文默默地付出了太多太多。

沈颖

撰于求是园

庚子年重阳节

未来,属于终身学习者

我这辈子遇到的聪明人(来自各行各业的聪明人)没有不每天阅读的——没有,一个都没有。巴菲特读书之多,我读书之多,可能会让你感到吃惊。孩子们都笑话我。他们觉得我是一本长了两条腿的书。

——查理·芒格

互联网改变了信息连接的方式;指数型技术在迅速颠覆着现有的商业世界;人工智能已经开始抢占人类的工作岗位……

未来,到底需要什么样的人才?

改变命运唯一的策略是你要变成终身学习者。未来世界将不再需要单一的技能型人才,而是需要具备完善的知识结构、极强逻辑思考力和高感知力的复合型人才。优秀的人往往通过阅读建立足够强大的抽象思维能力,获得异于众人的思考和整合能力。未来,将属于终身学习者!而阅读必定和终身学习形影不离。

很多人读书,追求的是干货,寻求的是立刻行之有效的解决方案。其实这是一种留在舒适区的阅读方法。在这个充满不确定性的年代,答案不会简单地出现在书里,因为生活根本就没有标准确切的答案,你也不能期望过去的经验能解决未来的问题。

而真正的阅读,应该在书中与智者同行思考,借他们的视角看到世界的多元性,提出比答案更重要的好问题,在不确定的时代中领先起跑。

湛庐阅读App:与最聪明的人共同进化

有人常常把成本支出的焦点放在书价上,把读完一本书当作阅读的终结。其实不然。

时间是读者付出的最大阅读成本

怎么读是读者面临的最大阅读障碍

"读书破万卷"不仅仅在"万",更重要的是在"破"!

现在,我们构建了全新的"湛庐阅读"App。它将成为你"破万卷"的新居所。在这里:

● 不用考虑读什么,你可以便捷找到纸书、电子书、有声书和各种声音产品;

● 你可以学会怎么读,你将发现集泛读、通读、精读于一体的阅读解决方案;

● 你会与作者、译者、专家、推荐人和阅读教练相遇,他们是优质思想的发源地;

● 你会与优秀的读者和终身学习者为伍,他们对阅读和学习有着持久的热情和源源不绝的内驱力。

从单一到复合,从知道到精通,从理解到创造,湛庐希望建立一个"与最聪明的人共同进化"的社区,成为人类先进思想交汇的聚集地,与你共同迎接未来。

与此同时,我们希望能够重新定义你的学习场景,让你随时随地收获有内容、有价值的思想,通过阅读实现终身学习。这是我们的使命和价值。

CHEERS

本书阅读资料包
给你便捷、高效、全面的阅读体验

本书参考资料

- ☑ **参考文献**
  为了环保、节约纸张, 部分图书的参考文献以电子版方式提供

- ☑ **主题书单**
  编辑精心推荐的延伸阅读书单, 助你开启主题式阅读

- ☑ **图片资料**
  提供部分图片的高清彩色原版大图, 方便保存和分享

相关阅读服务

- ☑ **电子书**
  便捷、高效, 方便检索, 易于携带, 随时更新

- ☑ **有声书**
  保护视力, 随时随地, 有温度、有情感地听本书

- ☑ **精读班**
  2~4周, 最懂这本书的人带你读完、读懂、读透这本好书

- ☑ **课　程**
  课程权威专家给你开书单, 带你快速浏览一个领域的知识概貌

- ☑ **讲　书**
  30分钟, 大咖给你讲本书, 让你挑书不费劲

湛庐编辑为你独家呈现
助你更好获得书里和书外的思想和智慧, **请扫码查收!**

(阅读资料包的内容因书而异, 最终以湛庐阅读App页面为准)

图书在版编目（CIP）数据

"醉醺醺"的脑科学：世界顶级科学家最想让你知道
的大脑功能 /（美）大卫·林登编著；沈颖，韩俊海等译
. -- 成都：四川科学技术出版社，2021.7

ISBN 978-7-5727-0145-0

Ⅰ.①醉… Ⅱ.①大… ②沈… ③韩… Ⅲ.①脑科学
—文集Ⅳ.①R338.2-53

中国版本图书馆CIP数据核字（2021）第105084号

著作权合同登记图进字21-2021-157号

"醉醺醺"的脑科学：世界顶级科学家最想让你知道的大脑功能
Think Tank

出 品 人　程佳月
编 著 者　[美] 大卫·林登
译　　者　沈　颖 韩俊海 等
责任编辑　肖　伊
封面设计　ablackcover.com
责任出版　欧晓春
出版发行　四川科学技术出版社
　　　　　成都市槐树街2号 邮政编码610031
　　　　　官方微博: http://e.weibo.com/sckjcbs
　　　　　官方微信公众号：sckjcbs
　　　　　传真：028-87734039
成品尺寸　170mm×230mm
印　　张　15.75
字　　数　251千字
插　　页　1
印　　刷　石家庄继文印刷有限公司
版　　次　2021年7月第1版
印　　次　2021年7月第1次印刷
定　　价　79.90元

ISBN 978-7-5727-0145-0